Sumedha Kushwaha

Abuso de substâncias e saúde oral

Sumedha Kushwaha

Abuso de substâncias e saúde oral

ScienciaScripts

Cover image: www.ingimage.com

This book is a translation from the original published under ISBN 978-3-659-82198-1.

Publisher:
Sciencia Scripts
is a trademark of
Dodo Books Indian Ocean Ltd. and OmniScriptum S.R.L publishing group

120 High Road, East Finchley, London, N2 9ED, United Kingdom
Str. Armeneasca 28/1, office 1, Chisinau MD-2012, Republic of Moldova, Europe
Managing Directors: Ieva Konstantinova, Victoria Ursu
info@omniscriptum.com

Printed at: see last page
ISBN: 978-620-8-38127-1

ÍNDICE DE CONTEÚDOS

INTRODUÇÃO

Uma das melhores criações da natureza é o homem, que foi concebido com beleza, precisão e uma maquinaria intrincada com o objetivo de o proteger e de o fazer funcionar. Mas, com o uso explícito de diferentes drogas naturais e químicas e de substâncias ilícitas, ele aproximou-se da sua própria perdição. O problema da toxicodependência não é recente, uma vez que o consumo de drogas que alteram o humor está bem documentado na história de várias culturas em todo o mundo[1] . Trata-se de uma tendência social negativa, a dependência e o abuso de tais substâncias é um problema complexo e muito importante de saúde pública[2] . A utilização destas substâncias perturbou e afectou negativamente a saúde e o tecido socioeconómico das famílias, comunidades e nações[3] . Por conseguinte, foi corretamente afirmado que a toxicodependência é um dos problemas de saúde mais devastadores do mundo[4] . Estima-se que o consumo de substâncias psicoactivas a nível mundial atinja 2 mil milhões de consumidores de álcool, 1,3 mil milhões de fumadores e 185 milhões de consumidores de drogas e, numa estimativa inicial dos factores responsáveis pelo peso global da doença, concluiu-se que o abuso de tabaco, álcool e drogas ilícitas pela população contribuiu, em conjunto, para 12,4% de todas as mortes no mundo no ano 2000[3] . Recentemente, em 2010, o estudo The Global Burden of Disease demonstrou que a dependência de drogas ilícitas foi diretamente responsável por 20-0 milhões (15-3-25-4 milhões) de DALY (anos de vida ajustados por incapacidade), o que representa 0'8% (0'6-1 -0) dos DALY por todas as causas a nível mundial [5]

O abuso de substâncias foi designado como um "consumo injustificado e padronizado de qualquer substância ou droga natural ou sintética numa quantidade não aprovada para melhorar o desempenho e o efeito psicológico para uso não terapêutico e não médico por um indivíduo com métodos não aprovados nem supervisionados por profissionais médicos [6] ". Caracteriza-se por um padrão de comportamento recorrente, crónico e recidivante que acaba por afetar e interferir com o funcionamento de outros domínios[-7]

Os custos sociopolíticos, económicos e de saúde[8] para a sociedade decorrentes da toxicodependência e das infecções são enormes, uma vez que estão intrinsecamente associados a efeitos nocivos sobre a saúde psicológica, sociológica, mental e física, o estado nutricional, os aspectos económicos e comportamentais da personalidade de um toxicodependente.

As substâncias de abuso foram classificadas em critérios principais, como Álcool, Opiáceos, Sedativos-hipnóticos, Canabinóides, Estimulantes, Solventes voláteis, Cocaína, Tabaco e Drogas psicoactivas[9] . Devido às suas diferentes estruturas químicas, têm diferentes vias de entrada e diferentes reacções no organismo. Devido ao seu uso e abuso, produz-se uma miríade de efeitos sistémicos deletérios de longo alcance, imediatos[10] e a longo prazo[11] no organismo.

A saúde oral é uma parte integrante da saúde geral do corpo, pelo que é imperativo prevenir a ocorrência de doenças, lesões ou condições na região da cabeça e do pescoço devido ao abuso de drogas. Foram observados efeitos deletérios sobre os dentes, o periodonto, as glândulas salivares, a mucosa oral, o palato, o septo nasal e o pavimento. A falta de higiene oral, a tendência para o consumo de alimentos doces, os padrões alimentares irregulares, a má nutrição, o tabagismo e as visitas irregulares ao dentista são predominantes entre os toxicodependentes.[8]

A juventude de uma nação é o seu maior trunfo e a Administração dos Serviços de Abuso de Substâncias e de Saúde Mental (EUA) realizou o "Inquérito Nacional sobre o Consumo de Drogas e a Saúde"[12] , que revelou que a maioria das pessoas experimenta drogas na adolescência. Foram propostas várias teorias psicológicas[-7]] para compreender o início do comportamento de abuso de drogas em jovens e idosos[13] . Verificou-se que "existe uma relação paradoxal entre a toxicodependência e a consciência aguda da saúde"[12] . A dependência de drogas e álcool tornou-se uma tendência global no estilo de vida, tanto nos países ricos como nos pobres, e não poupou ninguém[-14] . Assim, para desenvolver uma sociedade sustentável, em que os cidadãos assumam igual responsabilidade pelo desenvolvimento nacional, torna-se importante que todos os cidadãos tenham uma boa saúde mental e física e torna-se necessário abordar e dar prioridade à questão da prevenção e do tratamento da toxicodependência e não evitá-la devido à nossa própria compreensão limitada, às atitudes negativas e ao estigma associado à toxicodependência, tanto ilícita como lícita. A toxicodependência é uma doença que afecta vários órgãos e a sua gestão exige uma abordagem multidisciplinar[1] . Inclui técnicas de gestão do comportamento, vacinas contra a droga[[15]] , tratamento farmacológico e naturoterapia. As políticas preventivas de saúde pública desenvolvidas pelo Governo e pelas organizações não governamentais visam aumentar a sensibilização e a deteção precoce e o rastreio[[16]] . O Dia Internacional contra o Abuso e o Tráfico Ilícito de Drogas, instituído pela Assembleia Geral das Nações Unidas em 1987, serve para recordar os objectivos acordados pelos Estados-Membros de criar uma sociedade internacional livre do abuso de drogas. A data é celebrada todos os anos a 26 de junho. O tema para o ano de 2013 é "Faça da saúde o seu novo 'alto' na vida, não as drogas"[[17]] .

A revisão da literatura pretende, portanto, fornecer dados substanciais sobre a epidemiologia, a etiologia, a classificação, o mecanismo de ação, os efeitos sistémicos e orais das drogas. E como a cavidade oral é considerada um espelho de todo o corpo, o impacto do abuso de substâncias na saúde oral fornece uma pista sobre a gravidade da dependência. Além disso, é mencionada a elaboração de políticas de saúde pública e estratégias de tratamento que podem reduzir o peso global da elevada mortalidade e morbilidade causadas pelos efeitos diretos e indirectos da toxicodependência.

REVISÃO DA LITERATURA

1. **Einstein S. et al (1974)**[18] apresentou um estudo com a tentativa de apresentar um esquema que pudesse compreender e reagir aos esforços de educação sobre drogas com a questão básica que tratava do papel da comunidade no desenvolvimento de um programa de educação sobre drogas. Questiona o facto de uma determinada estrutura institucional, nação, estado, comunidade local, escola, etc., procurar estabelecer um programa de formação ou educação sobre drogas; procura também compreender as definições de drogas, toxicodependentes e toxicodependência nos esforços da comunidade; e foi feito um esforço para conhecer o conteúdo desse programa e os possíveis papéis disponíveis para as comunidades e instituições na educação e formação sobre drogas. O principal resultado foi a criação de um quadro de agentes de intervenção que sabem porque estão a fazer o que estão a fazer a quem, em que circunstâncias, e que têm uma ideia realista dos tipos de resultados e das opções disponíveis se a sua intervenção original não for bem sucedida.

2. **Korte T, Pykalainen, Seppala T. (1998)**[20] realizaram um estudo com o objetivo de avaliar a extensão e a variedade do abuso de drogas ilícitas, o uso e o abuso de hipnóticos e sedativos e de esteróides anabolizantes na população prisional finlandesa entre outubro e novembro de 1995. Foram selecionadas quatro prisões, das quais três eram instituições fechadas e uma era uma prisão aberta; uma das três instituições fechadas era uma prisão para jovens. Foram selecionados para o estudo 707 reclusos nas prisões e os questionários foram entregues pessoalmente a todos os reclusos na prisão aberta e na divisão dos jovens reclusos na prisão juvenil, mas em duas grandes prisões centrais apenas algumas divisões foram selecionadas para o estudo. No total, os questionários foram preenchidos por 354 reclusos; 75 reclusos recusaram-se a responder. Verificou-se assim que um total de 27,7% dos indivíduos tinham consumido drogas ilegais na sua prisão atual e 70,1% tinham-no feito por vezes. Dos que não consumiam drogas antes da sua primeira detenção, 21,7% começaram a consumir drogas na prisão, os hipnóticos e sedativos foram referidos como consumidos por 41,8% dos indivíduos, um terço como medicamentos prescritos e cerca de 10% ilicitamente. Um total de 3,7% dos indivíduos referiu consumir esteróides anabolizantes na atual prisão. A cannabis e as anfetaminas foram as drogas ilícitas mais frequentemente referidas. O consumo de drogas por via intravenosa foi referido por 19,2% dos inquiridos em algum momento das suas vidas, e 10,7% dos reclusos tinham injetado drogas na sua prisão atual. O consumo de drogas ilícitas e o abuso de drogas

foram significativamente mais elevados entre os reclusos jovens (<25 anos de idade).

3. **Spooner C (1999)**[21] identificou, com base na literatura, que a predisposição biológica para a toxicodependência; traços de personalidade que reflectem uma falta de ligação social; história de baixa qualidade e consistência da gestão familiar, comunicação familiar, relações e modelação parental, história de abuso ou negligência; baixo estatuto socioeconómico; problemas emocionais ou psiquiátricos; factores de stress significativos e/ou capacidades de adaptação e apoios sociais inadequados; competências sociais inadequadas; história de associação com pares toxicodependentes, rejeição por pares pró-sociais devido a competências sociais deficientes; história de pouco empenho na educação, insucesso escolar; história de comportamento antissocial e delinquência e iniciação precoce ao consumo de drogas foram factores predisponentes para a toxicodependência. São discutidos modelos para concetualizar a etiologia da toxicodependência, nomeadamente a síndrome do comportamento problemático de Jessor e o modelo de stress social de Rhodes & Jason. É evidente que o caminho para a toxicodependência é complexo, pelo que é pouco provável que soluções simples para o problema sejam eficazes.

4. **Johnson M.D., Heriza T.J., Dennis C**[22] apresentaram uma revisão com o objetivo de compreender os mecanismos farmacológicos de várias classes de drogas ilícitas, para reconhecer indícios clínicos de abuso de drogas específicas e para aprender a diferenciar entre condições induzidas por drogas e doenças psiquiátricas. Foi apresentada uma compreensão dos mecanismos farmacológicos e dos efeitos adversos das drogas ilícitas que pode melhorar os cuidados globais dos doentes que abusam de drogas. As principais classes de drogas de abuso - canabinóides, opiáceos, estimulantes, alucinógenos e inalantes - produzem apresentações clinicamente diversas. Ao reconhecerem estes sinais e sintomas únicos, os médicos podem diferenciar as condições induzidas pelas drogas das doenças psiquiátricas.

5. **Riala et al (2004)**[23] realizaram um estudo para descobrir a associação entre o consumo de álcool na adolescência, o tabagismo, o consumo de outras substâncias e os problemas posteriores relacionados com o consumo de substâncias numa grande amostra da população geral do Norte da Finlândia. Os dados foram recolhidos de 11 01 coortes de nascimentos do norte da Finlândia de 1966 e foram associados aos registos nacionais de criminalidade e ao registo finlandês de alta hospitalar. As informações sobre o consumo de

álcool, o tabagismo e o consumo de outras substâncias na adolescência foram recolhidas através de um questionário em 1980 e 1981, quando os indivíduos tinham 14 anos de idade. Foram efectuadas análises de regressão logística para examinar a associação entre a frequência do consumo de álcool, a tendência para a embriaguez excessiva, o tabagismo e o consumo de outras substâncias na adolescência e as infracções por condução em estado de embriaguez entre os 15 e os 32 anos de idade e as perturbações por consumo de substâncias tratadas em hospitais entre os 16 e os 31 anos de idade, ajustando para a classe social dos pais, o tipo de família e o desempenho escolar. Como resultado, verificou-se que o preditor mais poderoso para a condução sob o efeito do álcool era o tabagismo regular aos 14 anos (AOR 6,8, 95% CI 4,6 - 10,1 para os homens e 6,3, 95% CI 1,9 -20,6 para as mulheres). As perturbações associadas ao consumo de substâncias tratadas no hospital foram associadas ao consumo regular de tabaco (AOR 9,4, IC 95% 4,6 -19,2) no sexo masculino e ao consumo regular de álcool (AOR 7,5, IC 95% 2,6 -21,5) no sexo feminino, bem como ao facto de se ter embriagado frequentemente (AOR 12,7, IC 95% 4,0 -40,4) aos 14 anos de idade. Concluiu-se, assim, que o consumo regular e excessivo de álcool e o tabagismo na adolescência eram importantes factores de previsão de problemas relacionados com o consumo de substâncias mais tarde na adolescência e na idade adulta jovem. Os adolescentes com um início precoce do consumo regular de tabaco e com um consumo de álcool orientado para a embriaguez estão especialmente em risco de desenvolver um consumo perigoso de substâncias mais tarde na vida.

6. **McGrath C. e Chan B. (2005)**[24] efectuaram um estudo para investigar as sensações de saúde oral (efeitos a curto prazo na saúde oral) associadas ao consumo de drogas ilícitas e também para identificar variações nas sensações de saúde oral produzidas por diferentes drogas ilícitas. 119 indivíduos preencheram questionários sobre o seu padrão anterior de consumo de drogas e as sensações de saúde oral experimentadas. Todos os indivíduos eram policonsumidores de drogas (consumiram uma ou mais drogas ilícitas no passado). As drogas à base de anfetaminas, tais como a metanfetamina ("speed") e a metilenodioximetanfetina ("ecstasy"), eram habitualmente consumidas. Ao recordar o consumo de drogas ilícitas, foi relatada uma grande variedade de sensações relacionadas com a saúde oral, sendo a mais frequente a boca seca (95%, 113). Os tipos de drogas ilícitas consumidas foram associados às sensações de saúde oral relatadas (P <0,001). Os abusadores de 'ecstasy' relataram mais frequentemente mastigação (P <0,001), ranger (P <0,001) e sensibilidade na ATM (P <0,001) em comparação com os não abusadores de 'ecstasy'.

7. **Klasser G.D, Epstein J. (2005)**[25] apresentaram um estudo sobre a metanfetamina e o seu impacto nos cuidados dentários. Foram mencionados os efeitos a curto e a longo prazo da droga e o seu mecanismo de ação. Verificou-se que o uso crónico de metanfetaminas está associado a efeitos graves na saúde oral, sendo o mais notável um padrão distinto de cáries denominado cáries induzidas por metanfetaminas. Os profissionais de medicina dentária têm de reconhecer e compreender os pacientes que podem estar a consumir esta substância e os factores de risco associados aos seus efeitos orais deletérios. Foi feita uma menção ao fascínio da metanfetamina devido à sua disponibilidade em muitas formas diferentes que são relativamente fáceis de fabricar e distribuir e baratas de comprar e que produzem uma euforia prolongada para o utilizador. Os conhecimentos obtidos e fornecidos permitirão estratégias de prevenção e tratamento adequadas e eficazes para os consumidores desta droga.

8. **RobinsonP.G., Acquah S., Gibson B. (2005)**[26] realizaram um estudo para explorar as atitudes e os comportamentos relacionados com a saúde oral dos consumidores de droga. Foram realizados grupos de discussão e entrevistas semi-estruturadas a 26 homens e 14 mulheres em recuperação de toxicodependentes no sul de Londres. Como resultado, verificou-se que os participantes descreveram muitas mudanças no estilo de vida associadas ao consumo de drogas, incluindo os efeitos físicos das drogas, hábitos alimentares, constrangimentos organizacionais e de tempo e condições sociais desfavoráveis que não eram conducentes à saúde oral. A consciência sanitária era considerável. Os utentes associaram os problemas de saúde geral e os problemas com os dentes, gengivas e tecidos moles orais aos efeitos diretos e indirectos do consumo de drogas. A utilização de serviços dentários foi inibida pela baixa prioridade dada à saúde oral em relação à necessidade de obter e consumir drogas, pelo medo de dentistas induzido pela experiência, pela aceitabilidade dos serviços dentários, pela fobia de agulhas, pela capacidade de automedicação e por factores organizacionais nos seus estilos de vida. No final, concluiu-se que os estilos de vida dos consumidores de drogas podem contribuir para problemas de saúde oral e para uma baixa utilização dos serviços. Por conseguinte, os toxicodependentes constituem um grupo com necessidades dentárias especiais e necessitam de um maior acesso a cuidados dentários do que a maioria das pessoas. Muitos destes cuidados poderiam ser prestados em clínica geral, onde cuidados dentários adequados podem contribuir para a recuperação do consumo de droga.

9. **Riggs N.R., Elfenbaum P., Pentz M.A. (2006)**[27] realizaram um estudo para

descobrir os efeitos da componente do programa para pais de um programa de prevenção da toxicodependência para adolescentes baseado em provas e com vários componentes, o Projeto STAR. Neste estudo, um total de 351 pais de alunos do ensino médio, foram designados por 8 escolas para um programa ou condições de comparação. As análises estimaram os efeitos do programa global para pais, bem como das suas três actividades constituintes principais (participação no comité pais-escola, formação de competências para pais e actividades de trabalho de casa para pais e filhos) sobre as percepções da influência dos pais no consumo de substâncias pelos filhos. Como resultado, foi demonstrado que os pais que participaram no programa global de pais mostraram maiores percepções de influência sobre o consumo de substâncias dos seus filhos no seguimento de dois anos. Além disso, os pais que participaram em comités de pais-escola e sessões de trabalhos de casa demonstraram maiores percepções de influência sobre o consumo de substâncias dos seus filhos do que aqueles que não o fizeram. No final do estudo, concluiu-se que as intervenções parentais podem aumentar a auto-eficácia na gestão de pais e filhos e nas competências de comunicação. Os resultados podem ajudar a informar o desenvolvimento de estratégias de prevenção mais económicas e imediatas para os pais

10. Comptom W.M., Volkow N.D (2006)[28] no seu estudo dividiram as drogas de abuso em várias categorias. Propuseram que os medicamentos sujeitos a receita médica tinham aumentado acentuadamente nos Estados Unidos na última década e que, atualmente, se regista um aumento alarmante de certos agentes, como os analgésicos opiáceos e os estimulantes. Os medicamentos de abuso sujeitos a receita médica enquadram-se nas mesmas classes farmacológicas que os seus homólogos não sujeitos a receita médica. Assim, os potenciais factores associados ao abuso ou à dependência versus a utilização terapêutica segura destes agentes estão relacionados com as variáveis esperadas, como a dose, a via de administração, a coadministração com outros medicamentos, o contexto de utilização e as expectativas. Concluiu-se que o trabalho científico futuro sobre o abuso de medicamentos sujeitos a receita médica deve incluir a identificação de práticas clínicas que minimizem os riscos de dependência, o desenvolvimento de diretrizes para a deteção precoce e a gestão da dependência e o desenvolvimento de agentes clinicamente eficazes que minimizem os riscos de abuso. Com as elevadas taxas de abuso de medicamentos sujeitos a receita médica entre os adolescentes nos Estados Unidos, foi dito que uma prioridade particularmente urgente era a investigação das melhores práticas para a prevenção e tratamento eficazes dos adolescentes, bem como o desenvolvimento de estratégias para reduzir o desvio e o abuso de medicamentos destinados a uso médico.

11. Reece A.C (2007)[29] realizou um inquérito transversal a pacientes sobre saúde dentária num consultório familiar, comparando toxicodependentes de opiáceos e outras drogas (DA) com não toxicodependentes (NA). A faixa etária era de 19-45 anos. Os dentes danificados foram contados e foi aplicada uma pontuação semi-quantitativa à gravidade para permitir o cálculo de um índice dentário global. Foi efectuada apenas uma análise médica; não foram aplicados critérios de diagnóstico dentário reconhecidos. Havia 233 e 47 inquiridos nos grupos AD e NA, respetivamente. Os AD usaram mais drogas aditivas do que os NA (todos P<0,001). Os AD tinham mais dentes ausentes, traumatizados, com grandes cavitações e extraídos (todos P<0,05). Os toxicodependentes apresentavam um pior índice de severidade (P<0,02) e índice dentário (13,13±24,00 vs. 4,74±16,03; P<0,005). Para além disso, a patologia dentária desenvolveu-se na AD em idades mais jovens do que na NA, com 56,8% vs. 5,4% dos doentes com menos de 38 anos a apresentarem índices dentários. Mais de 10, respetivamente (OR = 22,98, 95% CI = 5,57-200,65, P<0,0000001). Na análise multivariada, a idade, o género e a dose e/ou duração do consumo de tabaco, metadona, morfina e álcool foram significativamente associados a estas patologias.

12. Kedia S., Sell M.A., Relyea G. (2007)[30] organizaram uma investigação para examinar os padrões de abuso de mono versus polidrogas a partir de registos de admissão de 69 891 admissões em programas de tratamento com financiamento público no Tennessee entre 1998 e 2004. Foram utilizadas estatísticas descritivas para registar a frequência e os padrões de consumo de mono e polifármacos por variáveis demográficas e por anos de estudo, tendo sido aplicada uma regressão logística bivariada para avaliar a probabilidade de ser um consumidor de mono ou polifármacos em função de uma série de variáveis demográficas. Os investigadores concluíram que, durante o período de estudo, 51,3% dos internamentos referiram o consumo de monodrogas e 48,7% o consumo de polidrogas. O álcool, a cocaína e a marijuana foram as substâncias mais frequentemente consumidas, tanto isoladamente como em combinação. O género não afectou os padrões de consumo de drogas; no entanto, as admissões de afro-americanos e de pessoas que vivem em zonas urbanas apresentaram probabilidades mais elevadas de consumo de poli-drogas. A faixa etária também parece afetar os padrões de consumo de drogas, com maiores probabilidades de consumo de monodrogas entre os menores e os adultos com mais de 45 anos. A prevalência discernível da politoxicodependência sugere a necessidade de desenvolver estratégias de prevenção eficazes e planos de tratamento específicos para a politoxicodependência.

13. **Versteeg P.A, Slot D.E, Velden U, Weijden G.A. (2008)**[31] avaliou as alterações ambientais orais em consumidores de canábis através de uma pesquisa na MEDLINE e no registo central da Cochrane de estudos controlados (CENTRAL) até abril de 2007 para identificar estudos adequados. A seleção independente de 982 títulos e resumos (MEDLINE-Pubmed) e artigos (Cochrane) resultou em sete publicações elegíveis. Com base nos dados limitados, pareceu justificado concluir que, com o aumento da prevalência do consumo de canábis, os prestadores de cuidados de saúde oral devem estar cientes dos efeitos secundários orais associados à canábis, tais como xerostemia, leucoedema e um aumento da prevalência e densidade de Candida albicans.

14. **Nadeem A, Rubeena B, Agarwal V.K., Piyush K. Pravara (2009)**[32] publicaram um estudo que revelou factos sobre a toxicodependência na Índia. Foi-lhes proposto que a toxicodependência era atribuída à alteração dos valores culturais, ao aumento do stress económico e à diminuição dos laços de apoio. Foi referido que a canábis, a heroína e as drogas farmacêuticas produzidas na Índia são as drogas mais frequentemente consumidas na Índia. Além disso, o consumo, a utilização incorrecta ou o abuso de drogas devem-se essencialmente à natureza da droga consumida, à personalidade do indivíduo e ao ambiente imediato do toxicodependente. Verificou-se que os processos de industrialização, urbanização e migração conduziram ao afrouxamento dos métodos tradicionais de controlo social, tornando o indivíduo vulnerável às tensões e às pressões da vida moderna.

15. **Maloney W. (2010)**[33] O estudo examinou as manifestações dentárias/orais de quatro drogas vulgarmente utilizadas - metanfetamina, heroína, cocaína e canábis - com o objetivo de sensibilizar o dentista para as muitas condições orais que podem ser causadas pelo consumo de determinadas drogas ilegais. Também analisou quais as precauções ou alterações ao tratamento dentário de rotina que podem ser necessárias nesses indivíduos. Concluiu-se que é imperativo que os dentistas estejam cientes das muitas manifestações orais/dentárias do consumo de drogas ilegais, de modo a diagnosticar corretamente as várias condições com que os pacientes se apresentam habitualmente nos consultórios dentários e a tratar (ou, por vezes, a atrasar o tratamento) de forma eficiente, sem causar danos ao paciente. Além disso, o dentista responsável pelo tratamento deve lembrar-se de que as toxicodependências afectam todos os grupos de género, socioeconómicos e etários.

16. **Shetty et al (2010)**[34] realizaram um estudo para determinar a prevalência relativa

de comorbilidades dentárias em utilizadores de metanfetaminas e verificaram se estes têm mais doenças dentárias quantificáveis, se referem ter mais problemas dentários do que os não utilizadores e se a influência do modo de administração tem algum efeito nos resultados de saúde oral. O estudo foi concluído com a participação de 301 médicos, que efectuaram avaliações médicas e orais exaustivas a adultos dependentes de metanfetamina. Entrevistadores formados recolheram os auto-relatos dos pacientes relativamente à saúde oral e aos comportamentos de consumo de substâncias. Como resultado, concluiu-se que as doenças dentárias ou orais eram uma das comorbilidades médicas mais prevalecentes (41,3%) em consumidores de metanfetaminas que, de resto, eram geralmente saudáveis. Em média, apresentavam um número significativamente maior de dentes em falta do que os participantes do controlo NHANES III (4,58 versus 1,96, $P < 0,001$) e eram mais propensos a referir problemas de saúde oral ($P < 0,001$). Subconjuntos significativos desses utilizadores expressaram preocupações com a sua aparência dentária (28,6%), problemas com dentes partidos ou soltos (23,3%) e ranger de dentes (bruxismo) ou erosão (22,3%). Os utilizadores de drogas intravenosas tinham uma probabilidade significativamente maior de estar associados a dentes em falta do que os fumadores. (odds ratio = 2,47; intervalo de confiança de 95% = 1,3-4,8).

17. **Dasanayake A.P.et al (2010)**[35] Foi realizado um estudo com o objetivo de conhecer os efeitos independentes e combinados do abuso de álcool e de drogas na mucosa oral e na experiência de cárie dentária. O estudo foi planeado de forma a comparar 363 abusadores "só de álcool" com 300 abusadores "de álcool e de drogas" para testar a hipótese de que vários componentes da sua experiência de cárie dentária foram feitos. Após o controlo dos potenciais factores de confusão, verificou-se que o grupo "álcool e drogas" apresentava um risco 38% superior de ter dentes cariados em comparação com o grupo "só álcool" ($P<.05$). Como esperado, aqueles que pertenciam a uma classe social mais elevada (OR = 1,98; IC 95% = 1,43-2,75) e bebiam vinho (OR = 1,85; IC 95% = 1,16-2,96) tinham um risco mais elevado de ter mais dentes obturados. Por conseguinte, concluiu-se que o risco de cárie dentária entre os consumidores abusivos de "apenas álcool" era significativamente inferior ao dos consumidores abusivos de "álcool e drogas".

18. **Murthy P, Manjunatha N, Subodh B.N, Chand P.K, Benegal V (2010)**[36] efectuou uma revisão sistemática na Internet do IJP (International Journal of Psychiatry), tanto

da secção atual como dos arquivos, e uma pesquisa por edição de artigos com qualquer título relacionado com o abuso de substâncias. As publicações noutras revistas foram acedidas através de uma pesquisa no Medlar (1992-2009) e uma pesquisa no Pubmed (1950-2009). Foram também analisadas outras publicações disponíveis nos sítios Web de agências internacionais e nacionais. Como resultado, verificou-se que existiam diferenças regionais na prevalência do consumo de substâncias e na incidência do abuso de substâncias, estando este associado a uma mortalidade e morbilidade significativas. Segundo eles, o consumo de substâncias está a aumentar nas mulheres e nas crianças, o que se torna um mérito para a investigação futura. Foram realizados inquéritos de avaliação rápida para obter informações sobre o consumo de drogas ilícitas. Além disso, as emergências relacionadas com a droga não foram adequadamente estudadas no contexto indiano.

19. Young A.M, Havens J.R, Leukefeld C.G (2010)[37] realizaram um estudo com o objetivo de descrever as vias de administração (ROA) envolvidas no consumo não médico de opiáceos sujeitos a receita médica entre os consumidores de droga rurais e urbanos. Foi recrutada uma amostra intencional de 212 consumidores de medicamentos sujeitos a receita médica de um condado rural dos Apalaches (n = 101) e de uma grande área metropolitana (n = 111) no Kentucky. Os participantes que deram o seu consentimento responderam a um questionário administrado por um entrevistador que examinava dados sociodemográficos, perturbações psiquiátricas, consumo não médico e ROA (engolir, snifar, injetar) para os seguintes medicamentos sujeitos a receita médica: buprenorfina, fentanil, hidrocodona, hidromorfona, metadona, morfina, OxyContin® e outras oxicodonas. Como resultado, verificou-se que, entre os participantes urbanos, a deglutição era o ROA mais comum, contrastando fortemente com a variação específica da substância no ROA entre os participantes rurais. Entre os participantes das zonas rurais, snifar foi a forma mais frequente de ROA para a hidrocodona, a metadona, o OxyContin® e a oxicodona, enquanto a injeção foi a forma mais comum para a hidromorfona e a morfina. Em análises ajustadas à idade, ao género e à raça, os participantes das zonas rurais apresentaram probabilidades significativamente mais elevadas de snifar hidrocodona, OxyContin® e oxicodona do que os participantes das zonas urbanas. Os participantes urbanos apresentaram probabilidades significativamente mais elevadas de engolir hidrocodona e oxicodona do que os participantes rurais. Entre os participantes rurais, 67% dos consumidores de hidromorfona e 63% dos consumidores de morfina tinham injetado as drogas.

20. D'Amore et al (2011)[38] realizaram um estudo com o objetivo de examinar os respectivos efeitos do álcool, estimulantes, opiáceos e marijuana na saúde oral de pessoas dependentes de substâncias. Foram utilizados dados auto-relatados de 563 indivíduos dependentes de substâncias e verificou-se que a maioria relatou uma saúde oral insatisfatória, com a sua visita dentária mais recente há mais de 1 ano. Em regressões logísticas multivariáveis, nenhum dos tipos de substâncias foi significativamente associado ao estado de saúde oral. No entanto, o uso de opiáceos foi significativamente relacionado com uma pior classificação global de saúde oral em comparação com 1 ano atrás. Estes resultados destacam a má saúde oral dos indivíduos com dependência de substâncias e a necessidade de abordar o declínio da saúde oral entre os utilizadores de opiáceos. Os prestadores de cuidados de saúde gerais e de cuidados especializados em dependência devem estar cientes dos problemas de saúde oral entre estes pacientes. Além disso, o envolvimento na dependência e nos cuidados médicos pode ser facilitado pela abordagem das preocupações com a saúde oral.

21. **Koechl B, Unger A, Fischer G (2012)**[39] referem que, no passado, os toxicodependentes idosos constituíam um grupo marginal que passava despercebido. No entanto, com base na evolução sociodemográfica, os indivíduos mais velhos com problemas de dependência estão a tornar-se um grupo muito importante, especialmente tendo em conta o aumento esperado do seu número. Os idosos estão atualmente sub-representados nos ensaios clínicos neste domínio e nas recomendações de tratamento baseadas em provas. É também importante notar que os pacientes com idades entre os 50 e os 54 anos apresentam piores resultados físicos e mentais em comparação com os controlos normais com idades entre os 55 e os 67 anos (por composição da amostra; critério de inclusão: pessoas com pelo menos 50 anos), o que remete para o aumento dos problemas de saúde e para abordagens sensíveis ao género. Assim, concluiu-se que a incorporação da integração da perspetiva de género na política de saúde pública é essencial, porque tanto o género como a idade são considerações importantes no tratamento da dependência. No futuro, serão necessários clínicos com formação em geriatria e toxicodependência para atender à crescente e envelhecida população toxicodependente

22. **Shen X, Orson F.M, Kosten R.T. (2012)**[40] afirmaram que as vacinas contra a toxicodependência provocam anticorpos que bloqueiam os efeitos farmacológicos das drogas, o que tem um grande potencial para o tratamento da toxicodependência. Foi feita uma análise da situação de duas vacinas que estavam a ser submetidas a ensaios clínicos (cocaína e nicotina) e de duas que ainda se encontravam em desenvolvimento pré-clínico (metanfetamina e heroína). Foram delineados os desafios e as preocupações éticas para o desenvolvimento de vacinas contra a dependência e a sua utilização como futura terapêutica. Os resultados dos estudos em seres humanos da primeira vacina contra a cocaína e das três vacinas contra a nicotina são

promissores, e o desenvolvimento pré-clínico de vacinas eficazes contra a metanfetamina e os opiáceos está a progredir rapidamente. Além disso, foram levantadas preocupações quanto aos obstáculos éticos, jurídicos e regulamentares à implementação de vacinas anti-adoção.

23. **Shekarchizadeh H., Khami M.R, Mohebbi S.Z e Virtanen J.I. (2013)[41]** organizaram um estudo cujo objetivo era investigar o comportamento em matéria de saúde oral (OHB) e os seus determinantes entre os toxicodependentes em tratamento de abstinência. Através de um método de amostragem por conglomerado estratificado, recolhemos os dados de 685 pacientes em tratamento de desabituação em Teerão, utilizando questionários auto-administrados sobre os componentes do OHB e realizando entrevistas sobre as caraterísticas dos pacientes e o historial de dependência. O teste T, a ANOVA e um modelo de regressão linear foram utilizados para a análise estatística. Os resultados revelaram que 48% dos doentes referiram escovar os dentes menos de uma vez por dia, mais de 90% utilizavam pasta dentífrica com flúor quase ou sempre e 81% usavam fio dentário raramente ou nunca. O consumo de produtos açucarados duas vezes por dia ou mais foi referido por 57% dos doentes e 85% deles eram fumadores actuais. Concluindo, uma OHB pobre estava associada ao género masculino, a um nível de escolaridade mais baixo, à dependência principalmente de heroína cristalina, ao início da toxicodependência numa idade mais jovem e a uma história de dependência mais longa ($p < .05$)

24. **Moreno M.V.M et al (2013)[42]** realizaram um estudo para obter um perfil biomédico oral de uma comunidade de adultos toxicodependentes em tratamento através da análise da sua saúde dentária, com o objetivo de determinar se o estado da sua saúde oral poderia ser atribuído principalmente ao seu estilo de vida e às consequências diretas do abuso de drogas na sua condição geral, e não aos efeitos das drogas utilizadas. Foram examinados 70 toxicodependentes e 34 indivíduos do grupo de controlo. O estudo avaliou os hábitos de higiene oral, a patologia sistémica, os tipos de drogas consumidas e a duração do consumo, a patologia oral, os índices de saúde oral, o risco de cárie com base em testes de saliva, a candidíase oral e a microbiologia periodontal. Como resultado, foram encontradas diferenças estatisticamente significativas ($p<0,05$) entre os grupos teste e controlo para praticamente todas as variáveis analisadas. No grupo dos toxicodependentes, a higiene dentária era deficiente, a patologia sistémica e oral predominava e os índices de dentes cariados/perdidos/preenchidos ou de superfície (CPOD/S) denotavam uma saúde bucodentária muito deficiente. Os exames de saliva

revelaram um risco substancial de cárie e os índices de candidíase foram elevados.

25. Shekarchizadeh H, Khami M.R, Mohebbi S.Z, Ekhtiari H. e Virtanen J. I. (2013)[43] analisaram as complicações orais associadas às drogas, os cuidados de saúde oral na reabilitação da toxicodependência, os serviços de saúde disponíveis e as barreiras contra a promoção da saúde oral entre os toxicodependentes. A menção à toxicodependência foi associada a graves problemas de saúde oral, incluindo cáries dentárias generalizadas, doenças periodontais, displasia da mucosa, xerostomia, bruxismo, desgaste dentário e perda de dentes. Os sistemas de saúde em todo o mundo prestam serviços aos toxicodependentes, mas a maioria não dispõe de programas de cuidados de saúde oral. As barreiras contra a promoção da saúde oral entre os toxicodependentes incluem a dificuldade de acesso aos toxicodependentes como população-alvo, a falta de ambientes apropriados e de protocolos de avaliação válidos para a realização de estudos sobre a saúde oral e a fraca colaboração entre os sectores de cuidados dentários e de saúde geral que servem os toxicodependentes. A falta de políticas adequadas para melhorar o acesso aos serviços dentários, o conhecimento abrangente e o interesse dos profissionais de medicina dentária no tratamento de toxicodependentes e a baixa procura de cuidados dentários não urgentes parecem afetar a prestação de intervenções eficazes. A gestão da toxicodependência como doença multiorgânica exige uma abordagem multidisciplinar e os programas de cuidados de saúde carecem geralmente de elementos de cuidados de saúde oral. Os dados publicados sobre as complicações orais relacionadas com a toxicodependência salientam que, independentemente destas barreiras, os cuidados de saúde oral a vários níveis, incluindo a educação, a prevenção e o tratamento, devem ser integrados nos serviços de cuidados gerais para toxicodependentes.

26. Suttie M. et al (2013)[44] prepararam o seu estudo sobre as caraterísticas faciais clássicas da síndrome alcoólica fetal (SAF), especialmente entre indivíduos não sindrómicos fortemente expostos (HE) sem caraterísticas faciais clássicas. O estudo foi concebido de tal forma que, das 192 crianças de cor do Cabo recrutadas, 69 nasceram de mulheres que declararam abster-se de álcool durante a gravidez. De acordo com critérios multifacetados, as restantes foram classificadas clinicamente nas categorias SAF (n = 22), SAF parcial (n = 26) ou HE não sindrómica (n = 75). Modelação de superfícies densas e análises de assinaturas de fotografias faciais tridimensionais para determinar a concordância entre a categorização clínica e as classificações induzidas apenas a partir da forma do rosto, para visualizar as diferenças faciais e para considerar ligações preditivas entre a forma do rosto e o neurocomportamento. Como resultado, verificou-se que a classificação facial alcançou uma concordância significativa com as categorias clínicas para a discriminação de não expostos da SAF isoladamente ou com a adição de SAF parcial. As visualizações das assinaturas faciais delinearam o dismorfismo em todo o espetro do álcool fetal e, em metade da categoria HE não sindrómica, os gráficos de assinatura facial detectaram caraterísticas faciais consistentes com a exposição pré-natal ao álcool. Este subgrupo teve um desempenho inferior em testes de QI e de aprendizagem do que os indivíduos não sindromáticos sem caraterísticas faciais clássicas.

27. Stuyt E.B (2014)[45] Foi efectuado um estudo para verificar a retenção no tratamento de indivíduos com perturbação da personalidade borderline (BPD) e perturbações associadas ao consumo de substâncias. O estudo incluiu um programa de tratamento de duplo diagnóstico em regime de internamento, sem tabaco, com a duração de 90 dias, que utilizou vários tratamentos baseados em evidências, para além da acupunctura auricular (acudetox), que foi realizada para determinar a eficácia global do tratamento. Foram tratados 231 pacientes no programa, 88% com dependência de nicotina e 79% com diagnósticos de perturbações da personalidade. Todos os pacientes que completaram o programa foram convidados a inscrever-se num estudo de acompanhamento de 1 ano, no qual responderam a questionários mensais para avaliar os resultados. Como resultado, 185 pacientes (80%) concluíram o programa com êxito. Não houve correlação entre a conclusão bem sucedida do programa e o género, a raça, a idade, o diagnóstico primário de dependência de drogas ou o diagnóstico psiquiátrico primário. A utilização de acudetox foi positivamente correlacionada com a conclusão bem sucedida (p=0,006). Dos 78 pacientes com DBP, 100% dos homens e 83% das mulheres concluíram o programa com sucesso. O uso de acudetox foi positivamente correlacionado com a conclusão bem sucedida (p=0,026). No final do ano, foram devolvidos 140 questionários: 51 pacientes com DBP relataram resultados semelhantes aos do grupo como um todo, com 55% sóbrios e bem. Assim, pode concluir-se que a utilização de acudetox se correlacionou positivamente tanto com a conclusão bem sucedida do programa para as pessoas com DBP como com a cessação bem sucedida do tabaco, o que, em última análise, melhora a capacidade de manter a sobriedade.

28. Rawal et al[46] apresentaram um estudo de caso de dois homens assintomáticos, com 23 e 42 anos de idade, que foram consultados independentemente para profilaxia oral, sem qualquer historial médico notável, mas com um historial de consumo significativo de marijuana durante 2-16 anos. O exame oral e periodontal revelou caraterísticas de lesões do tipo estomatite nicotínica, uvulite e aumento gengival. A gengiva marginal e papilar da dentição anterior foram as áreas primariamente afectadas pelo aumento da gengiva, enquanto algumas destas áreas exibiam um aspeto nodular ou de "seixos". Uma revisão da literatura revelou dois outros relatos de aumento gengival associado à marijuana, todos em jovens adultos do sexo masculino com consumo crónico (2 ou mais anos) de cannabis, tendo estes autores referido uma semelhança com o aumento induzido pela fenitoína. As semelhanças bioquímicas entre os compostos activos da fenitoína e da cannabis sugerem possíveis mecanismos patogénicos comuns. Concluiu-se, assim, que a uvulite e a estomatite nicotínica são as duas manifestações orais mais comuns do consumo de marijuana.

Morse et al[47] Objetivo de descobrir se os padrões de consumo de tabaco e de álcool diferem entre pessoas com cancro oral (CO) e pessoas com displasia epitelial oral (OED), uma condição pré-cancerosa. Os casos incidentes de CO e DEO foram entrevistados através de um questionário com perguntas sobre o consumo de tabaco e de álcool. Os rácios de probabilidade (ORs) compararam as probabilidades de fumar e beber entre pessoas com CO relativamente a OED. Como resultado, nenhum OR ajustado para o tabagismo alcançou significância estatística; no entanto, a maioria foi <1,0. A probabilidade de CO em relação a OED aumentou com o nível de consumo de álcool; o OR ajustado para 19+ bebidas/semana foi de 3,03 (1,56-5,87). A idade em que se começou a beber e os anos de consumo de álcool não foram notavelmente diferentes para os casos de CO e OED; uma maior proporção de casos de OC relatou ter deixado de beber álcool durante 9+ anos antes do diagnóstico. Em conclusão, a relação entre o tabagismo e a OED foi pelo menos tão forte como a relação entre o tabagismo e a OC, sugerindo que o tabagismo pode ter o seu maior impacto na carcinogénese oral antes da transformação maligna. O consumo de álcool foi mais fortemente associado ao CO do que ao DEO, particularmente em níveis de consumo elevados; o papel do álcool não parece estar limitado a um efeito de fase tardia.

TERMINOLOGIAS

1. **ABUSO**: "um padrão de comportamento patológico associado ao consumo continuado de uma droga ou drogas, apesar da persistência de problemas sociais, psicológicos ou físicos causados pelo consumo de drogas"[48] (Friedlander e Mills, 1985)

2. **ADICÇÃO**: "Dependência física e psicológica, associada à tolerância a uma droga e a sintomas de abstinência, com uma disposição persistente para a recaída no consumo de drogas depois de alcançada a abstinência e invertida a dependência física"[48] (Newman, 1983)

Ou

"Uma doença neurobiológica primária, crónica, com factores genéticos, psicossociais e ambientais que influenciam o seu desenvolvimento e manifestações. Caracteriza-se por comportamentos que incluem um ou mais dos seguintes aspectos: controlo deficiente sobre o consumo de drogas, consumo compulsivo, consumo continuado apesar de prejudicial e desejo"[50] (Academia Americana de Medicina da Dor, Sociedade Americana da Dor)

3. **DROGAS DE CLUBE**: Drogas cujo consumo ocorre principalmente em discotecas, bares e festas de transe, como as raves, e normalmente por adolescentes e jovens adultos. São também designadas por "drogas de festa"[7]

4. **DEPENDÊNCIA**: "um conjunto de sintomas cognitivos, comportamentais e fisiológicos que indicam que uma pessoa tem um controlo deficiente do consumo de substâncias psicoactivas e continua a consumir a substância apesar das consequências adversas" (DSM-IIIR)[51]

Ou

"um estado, psíquico e por vezes também físico, resultante da interação entre um organismo vivo e uma droga, caracterizado por respostas comportamentais e outras que incluem sempre uma c ompulsão para tomar a droga de forma contínua ou periódica, a fim de experimentar os seus efeitos psíquicos e, por vezes, para evitar o desconforto da sua ausência. Uma pessoa pode ser dependente de mais do que uma droga"[52]

5. **DROGAS SINTÉTICAS**: "uma droga sintética com uma composição química

muito semelhante à de uma droga existente e que, por conseguinte, exerce efeitos farmacológicos semelhantes aos das drogas existentes. Exemplo: a acstácia".[7]

6. **DETOXIFICAÇÃO**: "é uma forma de tratamento da toxicodependência que consiste em administrar
diminuir gradualmente as doses da droga para prevenir os sintomas de abstinência, afastando assim o doente da droga de que é dependente"[49]

Ou

"O processo pelo qual um indivíduo é retirado dos efeitos de uma substância psicoactiva"[51] (OMS, 1994)

7. **A DROGA** é definida como "qualquer substância que, quando introduzida no organismo vivo, pode modificar uma ou mais das suas funções" [53] (OMS)

8. **O ABUSO DE DROGAS** é definido como "a autoadministração de uma droga por razões não médicas, em quantidades e frequências que podem prejudicar a capacidade de um indivíduo funcionar eficazmente e que podem resultar em danos sociais ou emocionais"[53]

9. **A DROGA**: é definida como "um estado de intoxicação periódica ou crónica, prejudicial para o indivíduo e para a sociedade, produzido pela ingestão repetida de drogas que criam hábitos"[53]

Ou

"A toxicodependência é uma doença crónica recidivante que se caracteriza pelo consumo compulsivo de substâncias que causam dependência, apesar das consequências adversas para o indivíduo e para a sociedade.[54]

10. **DROGAS DURAS**: "Droga geralmente considerada mais perigosa, com maior risco de dependência"[17] . Por exemplo, heroína, cocaína.

11. **SAÚDE**: "A saúde é um estado de completo bem-estar físico, mental e social e não apenas a ausência de doença ou enfermidade e a capacidade de levar uma vida social e economicamente produtiva"[[53]]. (Organização Mundial de Saúde, Conferência Internacional de

Saúde, 1946)

Ou

"Um estado ótimo de bem-estar físico, mental e social, e não apenas a ausência de doença ou enfermidade" .[55]

12. DROGAS ILÍCITAS: são descritas como "drogas que estão sob controlo internacional (e que podem ou não ter fins médicos lícitos) mas que são produzidas, traficadas e/ou consumidas ilicitamente"[56] .

13. INTOXICAÇÃO: "Alterações do funcionamento fisiológico, do funcionamento psicológico, dos estados de humor ou dos processos cognitivos, ou de todos estes, em consequência do consumo excessivo de uma droga; geralmente perturbadoras"[57] .

(Associação Médica Americana - Conselho de Assuntos Científicos, Painel sobre Alcoolismo e Abuso de Drogas)

14. MEDICAL ADDICT: é um termo utilizado para descrever "um doente em tratamento de uma doença médica que se tornou "viciado" nos medicamentos prescritos disponíveis; o doente"[49] .

15. SAÚDE ORAL: saúde oral significa "estar livre de dores crónicas na boca e no rosto, cancro oral e da garganta, feridas orais, defeitos congénitos como fendas labiais e palatinas, doenças periodontais (gengivas), cáries e perda de dentes e outras doenças e perturbações que afectam a boca e a cavidade oral" [58] (Organização Mundial de Saúde, 2007)

16. ABUSO DE POLIDROGAS A Organização Mundial de Saúde define o abuso de polidrogas como o "abuso simultâneo (tomado ao mesmo tempo) ou sequencial (uma droga tomada seguida de outra) de mais de uma droga ou tipo de droga, com dependência de pelo menos uma"[59] .

17. DEPENDÊNCIA PSICOLÓGICA:

"a necessidade que o doente sente dos efeitos psicológicos de um medicamento. Esta necessidade pode ser de dois tipos. O doente pode desejar os sintomas induzidos pela droga ou as alterações de humor - uma sensação de euforia ou uma diminuição das tensões, por exemplo.

Ou o doente pode tomar a droga para evitar os sintomas de abstinência"[60] . (Lader)

18. RUSH: "Um efeito imediato, intenso e agradável que se segue à injeção intravenosa de certas drogas (por exemplo, heroína, morfina, amfetamina, cocaína, propoxifeno)"[51]

19. DROGAS SUAVES: Muitas vezes utilizadas para designar "drogas como a canábis, o álcool e a nicotina, cujo consumo não provoca alegadamente um grau tão grave de dependência física e pode parecer menos perigoso em termos de conotação" [49]

(Jonnes, 1996; Sussman, Rohrbach, Skara, & Dent,2004)

20. ABUSO DE SUBSTÂNCIAS: é frequentemente descrito como "a autoadministração de várias drogas que se desviam do uso médico ou socialmente aceite, o que, se prolongado, pode levar ao desenvolvimento de dependência física e psicológica"[-61]

Ou

"um padrão desadaptativo de consumo de substâncias, que conduz a uma perturbação ou angústia clinicamente significativa, manifestada por uma ou mais das seguintes ocorrências num período de 12 meses: consumo recorrente de substâncias que resulta na incapacidade de cumprir obrigações importantes no trabalho, na escola ou em casa; consumo recorrente de substâncias em situações em que é fisicamente perigoso; problemas legais recorrentes relacionados com substâncias; ou consumo continuado de substâncias apesar de ter problemas sociais ou interpessoais persistentes ou recorrentes causados ou exacerbados pelos efeitos da substância" [62] .

21. TOLERÂNCIA: "necessidade de quantidades acentuadamente maiores de um medicamento para obter os resultados desejados"[-48]].

(Rosenbaum,1981 ; Friedlander e Mills, 1985)

Ou

"Uma diminuição da resposta a uma dose de medicamento que ocorre com o uso continuado" [51]

(OMS, 1994)

22. RETIRADA: "sintomas psicológicos ou fisiológicos desenvolvidos após a interrupção do uso da droga"[-48] .

(Rosenbaum, 1981; Friedlander e Mills, 1985)

HISTORIAL DE ABUSO DE SUBSTÂNCIAS

Desde a antiguidade que as drogas têm servido funções medicinais, ritualísticas e religiosas socialmente desejadas. Factores como a personalidade do doente, factores mentais, físicos, socioeconómicos e culturais são tão importantes como a farmacologia da droga utilizada, tanto na dependência psicológica como na dependência física. Estas substâncias têm sido utilizadas e abusadas desde tempos imemoriais. Embora estas drogas tenham sido desenvolvidas e isoladas há muito tempo, apresenta-se de seguida uma breve descrição da história do desenvolvimento de várias substâncias ilícitas em todo o mundo.

A papoila, Papaver Somniferum[63] , fonte de opiáceos não sintéticos, como o ópio, a morfina e a codeína, era cultivada na região mediterrânica já em 300 a.C. (ref: addiction). As propriedades psicológicas do ópio eram conhecidas pelos sumérios[64] antes de 4000 a.C. e a sua natureza medicinal era bem conhecida dos antigos egípcios em 2000 a.C. (Rehman 2001). Foi escavado um cachimbo de ópio em Chipre[65] que remonta a cerca de 12000 a.C. (Levinthal, 2005). O ópio era utilizado na medicina romana e, na Idade Média, o ópio, o vinho e as especiarias eram misturados para criar o "láudano" (desenvolvido por um médico suíço, Paracelsius 1520). Nos 400 anos seguintes, foram criados vários tipos destes produtos. Em 1680, Thomas Syndeham[66] escreveu sobre os efeitos eficazes do ópio no alívio da dor (Jones, 1996). Nos EUA, o ópio era vendido em drogarias sem receita médica[67] ao longo do século XIXth . (Brecher, 1972). Em 1898, o farmacologista Heinrich Dreser, da empresa Bayer, introduziu a heroína na indústria de medicamentos patenteados (a heroína foi 1st sintetizada por CR Adler[66] em 1874, em Londres; Jonnes, 1996). Desde os últimos séculos, o ópio era utilizado no Sri Lanka como medicamento ayurvédico. A referência mais antiga às suas propriedades medicinais encontra-se em Yogaratnakara[74] , um livro ayurvédico escrito em verso cingalês no século XVI.

A mastigação de folhas de coca (com 2 % de cocaína) era conhecida desde 5000 a.C. para reduzir o apetite, permitir longas horas de trabalho e pelos seus efeitos eufóricos, particularmente nas culturas andinas. Embora o uso de cocaína mais pura só exista há pouco mais de 100 anos (isolada por Alfred Niemann[-65,68]], um químico alemão, em 1859; Levinthal 2005; Saah, 2005). Em 1884, Sigmund Freud explicou os efeitos estimulantes e eufóricos experimentados com o uso da cocaína e recomendou condições médicas para as quais a cocaína poderia ser usada como tratamento (por exemplo, doenças debilitantes, asma, distúrbios digestivos; Jonnes 1996). Este artigo foi publicado em "Uber Cocoa"[66]

A marijuana (Cannabis sativa e Cannabis indica) também era conhecida como "haxixe" ou "khif" no Médio Oriente e no Norte de África, como "dagga" na África Austral e como "ganja" entre os rastafáris das Caraíbas. Aparentemente, era utilizada como medicamento para as dores no antigo Médio Oriente e os chineses utilizavam a canábis para fins medicinais já em 2727 a.C. A canábis foi também mencionada no antigo texto indiano, de medo hindu, Atharvaveda ("Ciência dos Encantos"), por volta de 1200-800 a.C., e uma das cinco plantas sagradas da Índia. Era utilizada para fins medicinais e também como oferenda ao senhor Shiva[[32]]. Cientistas israelitas encontraram resíduos da droga no esqueleto de uma rapariga que morreu durante o parto há 1600 anos[7] . As referências escritas ao uso da marijuana datam de há 3000 anos (Walton, 1938). Os gregos antigos -[17]] usavam mais o álcool do que a marijuana, mas negociavam e comentavam com os povos que comiam e inalavam marijuana (por exemplo, nos escritos de Heródoto; Walton, 1938). Acredita-se que uma urna[-7]] contendo folhas e sementes de marijuana, desenterrada perto de Berlim, Alemanha, data de 500 a.C. (Walton, 1938)· Assim, a canábis parece ter-se espalhado pelas regiões europeias pelo menos desde essa altura. Os espanhóis introduziram a marijuana no Chile há cerca de 500 anos (Bouquet, 1951)69. Entre 1850 e 1937, a marijuana foi amplamente utilizada na prática médica americana para uma vasta gama de doenças, em especial como extrato de cânhamo [70] (Susmann et al, 1996). Alguns investigadores consideram que a primeira bebida alcoólica foi o mel fermentado (hidromel), que data de há pelo menos 8000 anos, e que a destilação do álcool em licor (vinho em brandy) começou na Idade Média [65] (Levinthal, 2005). O consumo de álcool continuou a ser legal durante a maior parte da história na maioria dos locais do mundo, porque era muito fácil de preparar em casa. O álcool etílico continua a ser a droga mais consumida. A cultura tem tido uma enorme influência na evolução dos padrões de consumo de álcool em várias partes do mundo. O consumo "normal" de álcool refere-se ao uso diário de álcool às refeições ou em ocasiões sociais e rituais, sendo o uso moderado de álcool aceite como parte da vida quotidiana. Com base nas formas normais e anormais de consumo de álcool, O'Connor[60] classificou o comportamento de consumo de álcool em quatro tipos principais: "Culturas abstémias", em que o consumo de álcool é estritamente proibido em qualquer circunstância e em que existem fortes sentimentos negativos em relação ao consumo de álcool. Nas culturas "Ambivalentes", existem duas atitudes mutuamente contrárias em relação ao consumo de álcool. Nas culturas "permissivas", existem normas, costumes, valores e sanções relacionados com o consumo de álcool que são amplamente partilhados pelo grupo. Nas culturas "excessivamente permissivas", o consumo de álcool está associado a uma aceitação social generalizada da intoxicação como sendo moda, humorística ou, pelo menos, tolerável. Assim, estas variáveis conduziram ao desenvolvimento de diferentes hábitos de consumo de álcool.

Por volta da mesma altura em que o hidromel foi introduzido, os habitantes de Timor e das regiões da Tailândia usavam habitualmente noz de bétel, os aborígenes australianos e os indígenas americanos usavam nicotina de plantas locais e os africanos usavam Khat. Estas plantas eram consideradas como fontes de alimento[68] . (redução do apetite; Saah, 2005). No Iémen, as folhas de khat[60] (Catha edulis forssk e Catha spinosa forssk) eram mastigadas pelas suas propriedades estimulantes ou alucinogénias. Também era utilizada em partes da Etiópia, da Somália e do Quénia (onde é conhecida como miraa ou marongi[60]).

As nozes de cola (Cola Nitada ou Cola Acuminata) eram também muito mastigadas pelos seus efeitos estimulantes e de alívio da fome em partes da África Ocidental, especialmente no Senegal, Serra Leoa, Costa do Marfim, Gana e Nigéria. Por vezes, eram temperadas antes da sua utilização com pimenta, sal, gengibre ou flores de tabaco. Atualmente, sabe-se que a coca (Ethroxylum Coca) é cultivada em abundância nas zonas montanhosas do Peru, Equador e Bolívia.[60]

"Na Europa medieval, alguns alucinogénios eram utilizados como parte da "poção das bruxas" ou como unguentos esfregados na pele, incluindo a Belladona (Atropa Belladona), a henbane (Hyoscyamus niger), a mandrágora (Mandragora Officinarum) e os cogumelos agárico-mosca (Amanita muscaria)." [60]

Há provas de que a utilização de cogumelos (Psilocybe mexicana Heim) com propriedades psicadélicas era utilizada em cerimónias Gautemalan há 35 000 anos. Do mesmo modo, o peiote, bem como os cogumelos e as sementes de morning glory[71] , foram utilizados durante séculos pelos astecas e outros índios mexicanos (Schultes,1998). As sementes de morning glory (Rivea corymbosa e Ipomoca violacca) eram utilizadas pelos índios mexicanos em rituais de cura e de adivinhação. A iboga (Tabernathe iboga) era utilizada como alucinogénio em partes do Zaire e do Gabão. As sementes de jimson (datura stramonium) eram utilizadas pelos índios algonquinos no nordeste dos EUA, e outras espécies de datura eram utilizadas em partes da América do Sul, África e Ásia. Segundo Schultes, os espanhóis que conquistaram o México consideravam as práticas do peiote como diabólicas. Cato peiote (Lophophora williamsii) utilizado pelos nativos americanos no sul dos EUA e pelos membros da igreja (que conta com 250 000 membros)

O LSD[72] foi desenvolvido por Albert Hoffman, um químico suíço, em 1943, e foi distribuído a psiquiatras e psicólogos para avaliar o seu potencial para ajudar no processo psicoterapêutico e no tratamento de perturbações mentais. Na década de 1960, tornou-se uma droga de rua promovida por Timothy Leary (professor de Harvard) e outros para alcançar uma visão pessoal. O LSD tornou-se ilegal em 1966 e o seu consumo tem vindo a diminuir desde então.

Os inalantes eram utilizados nas cerimónias religiosas da Babilónia, do Egito e da Grécia (perfumes, vapores e gomas). [73] No entanto, a síntese da maioria dos inalantes é utilizada de forma incorrecta nos últimos tempos (Levinthal, 2005). Por exemplo, o óxido nitroso foi criado em 1798 por Sir Humphrey Davy, que se tornou popular para uso recreativo durante o século XIX e continua a ser um propulsor facilmente disponível e uma droga de utilização incorrecta. O éter também foi introduzido em 1700. No entanto, foram sintetizados mais solventes na década de 1950. [73]

Os sedativos-hipnóticos e os ansiolíticos têm uma breve história, tendo-se verificado que o hidrato de coral[7] foi sintetizado em 1832. [th]O ácido barbitúrico foi sintetizado por Adolf von Baeyer em 1864, mas os barbitúricos foram desenvolvidos na primeira parte do século XX. (Levinthal, 2005) A meta-qualona[60] foi desenvolvida em 1965 e foi tornada ilegal em 1984. O primeiro fármaco anti-ansiedade foi desenvolvido em 1955 (meprobamato) e as benzodiazepinas foram introduzidas na década de 1960 e o fármaco anti-ansiedade buspirona foi desenvolvido em 1986. A partir do início da década de 1960, os tranquilizantes e os soporíferos passaram a constituir o maior grupo de medicamentos prescritos anualmente no mundo ocidental.

O consumo de substâncias ilícitas estava diretamente relacionado com as zonas em que estas substâncias cresciam naturalmente[74] , por exemplo, o Afeganistão (90% do mundo é produtor de ópio). A região do Crescente Dourado, que engloba os vales montanhosos do Irão, do Afeganistão e do Paquistão, que se tornaram uma das duas maiores fontes de ópio do mundo[75] ; Ou onde os governantes o introduziram na população, por exemplo, não há provas de que o ópio tenha alguma vez sido cultivado em terras do Sri Lanka[76] mas, sendo uma ilha, o ópio foi importado pelos portugueses (1517-1656), pelos holandeses (1656-1796) e pelos britânicos (1796-1948) que governaram o país ou essas áreas; Ou onde as regiões se situam nas rotas comerciais das áreas, por exemplo, o "Triângulo Dourado"[77] é uma das duas principais áreas de produção ilícita de ópio da Ásia. "É uma área de cerca de 350.000 quilómetros quadrados que se sobrepõe às montanhas de três países do Sudeste Asiático continental: Birmânia (Myanmar), Laos e Tailândia. Juntamente com o Afeganistão, no Crescente Dourado (juntamente com o Irão e o Paquistão), tem sido uma das mais importantes zonas produtoras de ópio da Ásia e do mundo desde a década de 1950. Por esta razão, os Estados do nordeste da Índia, que se situam nas rotas comerciais do triângulo dourado, atribuem a esta zona uma utilização alargada de substâncias ilícitas." [77] (Fig. 1)

Na Índia, em Ain-i-Akbari, compilado pelo xeque Abul Fazl por volta de 1590 d.C., a papoila foi mencionada como uma cultura de base da colheita da primavera dos então subhas de Agra, Oudh e Allahabad. Na Índia, a papoila é cultivada em Uttar Pradesh, Madhya Bharat, Rajasthan e Himachal Pradesh. Esta é depois transformada em heroína, codeína, morfina, etc.[78] Quanto à canábis, as histórias mitológicas na Índia afirmam que Deus enviou ao homem a planta do cânhamo e quando o néctar ou Amrita caiu do céu, a canábis brotou dela. Foi consagrada a Shiva e era a bebida preferida de [a deusa] Indra. Desde então, esta planta dos deuses tem sido considerada na Índia como conferindo poderes sobrenaturais aos seus utilizadores. O vale de Caxemira e o planalto tibetano são conhecidos pela produção de canábis. "Os derivados da canábis são o Bhang, que é uma preparação suave de folhas secas ou rebentos floridos, triturados com especiarias até formar uma pasta e consumidos como rebuçados - conhecidos como maajun - ou sob a forma de chá; a Ganja (flores pistiladas secas, ricas em resina, de plantas cultivadas, que são prensadas numa massa compactada e mantidas sob pressão durante vários dias para induzir alterações químicas; a maior parte da Ganja é fumada, frequentemente com tabaco); o Charas (a própria resina, uma massa acastanhada que é geralmente utilizada em misturas para fumar). [79]

A toxicodependência não diminuiu, tendo antes aumentado de forma constante ao longo destas décadas. "Na Índia, o número de toxicodependentes está a aumentar de dia para dia. A Índia tem também uma enorme população jovem em risco, 40% da qual tem menos de 18 anos de idade. De acordo com os relatórios das Convenções das Nações Unidas sobre Estupefacientes e Substâncias Psicotrópicas de 1961, 1971 e 1988, calcula-se que, na Índia, quando a maioria dos rapazes chega ao nono ano, cerca de 50% deles já experimentaram pelo menos uma das drogas de entrada. Uma proporção maior de adolescentes em Bengala Ocidental e Andhra Pradesh consumiu drogas de passagem (cerca de 60% em ambos os estados) do que em Uttar Pradesh ou Haryana (cerca de 35%). O tabaco sem combustão, sob a forma de gutka, é habitualmente utilizado por crianças e adolescentes em certos Estados. Todos os anos, cerca de 55 000 crianças começam a fumar"[80]. Estes números ajudam-nos a compreender melhor o que leva os seres humanos a consumir drogas e por que razão é importante adotar políticas para reduzir o consumo de drogas.

VÁRIOS TIPOS DE DROGAS E SISTEMAS DE CLASSIFICAÇÃO DE DROGAS

A. CLASSIFICAÇÃO ESTATÍSTICA INTERNACIONAL DE DOENÇAS E PROBLEMAS DE SAÚDE CONEXOS DA ORGANIZAÇÃO MUNDIAL DE SAÚDE - 10TH REVISÃO, 2003[81]

(A Classificação das Perturbações Mentais e do Comportamento da CID-10: toda ela foi concebida para ser uma classificação central ("core") para uma família de classificações relacionadas com a doença e a saúde. As perturbações devidas ao abuso de substâncias psicoactivas são enumeradas da seguinte forma

Perturbações mentais e comportamentais devidas ao consumo de substâncias psicoactivas:

F10. - Perturbações mentais e comportamentais devidas ao consumo de **álcool**

F11. - Perturbações mentais e comportamentais devidas à utilização de **opiáceos**

F12. - Perturbações mentais e comportamentais devidas à utilização de **canabinóides**

F13. - Perturbações mentais e comportamentais devidas à utilização de **hipnóticos sedativos**

F14. - Perturbações mentais e comportamentais devidas ao consumo de **cocaína**

F15. - Perturbações mentais e comportamentais devidas à utilização de outros **estimulantes, incluindo a cafeína**

F16. - Perturbações mentais e comportamentais devidas à utilização de **alucinogénios**

F17. - Perturbações mentais e comportamentais devidas ao consumo de **tabaco**

F18. - Perturbações mentais e comportamentais devidas à utilização de **solventes voláteis** e perturbações comportamentais devidas ao **consumo** múltiplo **de drogas e** à **utilização de outras** substâncias psicoactivas

B. **AMERICAN PSYCHIATRIC ASSOCIATIONS DIAGNOSTIC AND STATISTICAL MANUAL OF MENTAL DISORDERS DSM-V, 2013[82]** reconhece as perturbações relacionadas com substâncias resultantes do consumo de dez classes distintas de drogas: explica que a ativação do sistema de recompensa do cérebro é fulcral para os problemas decorrentes do consumo de drogas - a sensação de recompensa que as pessoas experimentam como resultado do consumo de drogas pode ser tão profunda que negligenciam outras actividades normais em favor do consumo da droga.

1. Álcool
2. Cafeína
3. Cannabis
4. Alucinogénios (fenciclidina ou arilciclohexilaminas de ação semelhante, LSD)
5. Inalantes
6. Opiáceos,
7. Sedativos, hipnóticos, ansiolíticos
8. Estimulantes (incluindo substâncias do tipo anfetaminas, cocaína e outros estimulantes)
9. Tabaco
10. Outras substâncias ou substâncias desconhecidas.

C. MANUAL DE DIAGNÓSTICO E ESTATÍSTICA DAS PERTURBAÇÕES MENTAIS DA ASSOCIAÇÃO PSIQUIÁTRICA AMERICANA (DSM-IV-TR), 2000[831]

O Manual de Diagnóstico e Estatística da Associação Americana de Psiquiatria (DSM-IV, Revisão de Texto) exige o cumprimento de vários critérios para o diagnóstico de abuso de estimulantes. Os critérios incluem a evidência de um padrão de utilização desadaptativo, perturbação clinicamente significativa e mais do que um dos seguintes (num período de 12 meses) 1) falha no cumprimento de obrigações importantes; 2) uso em situações fisicamente perigosas; 3) problemas legais recorrentes; e 4) uso continuado apesar de problemas sociais e interpessoais.

Assim, classificaram as perturbações em:

1. Perturbações relacionadas com o álcool
2. Perturbações relacionadas com sedativos, hipnóticos ou ansiolíticos
3. Perturbações relacionadas com anfetaminas (ou semelhantes a anfetaminas)
4. Perturbações relacionadas com a cocaína
5. Perturbações relacionadas com a cafeína
6. Perturbações relacionadas com a cannabis
7. Perturbações relacionadas com alucinogénios
8. Doenças relacionadas com a inalação
9. Perturbações relacionadas com a nicotina
10. Perturbações relacionadas com opiáceos
11. Doenças relacionadas com a fenciclidina (fenciclidina-like)
12. Perturbações relacionadas com polisubstâncias
13. Outros (desconhecidos) - perturbações relacionadas com substâncias

D. **SUSSMAN AND AMES HEALTH PROMOTION SUBJECTIVE-BEHAVIORAL SCHEME (2001) :**[7]

Dividiram as drogas de abuso por efeitos subjectivos e comportamentais em 8 classes principais. Todos os depressores são agrupados, uma vez que abrandam ou relaxam o indivíduo. Embora o PCP esteja classificado numa categoria diferente devido à sua propriedade depressora e alucinogénia. Os estimulantes tendem a acelerar a pessoa e o SNC torna-se consciente. Os opiáceos aliviam a dor, relaxam a pessoa ou podem amolecê-la. Por último, os alucinogénios são conhecidos por alargarem as percepções cognitivas e podem levar a distorções perpétuas. Assim, foram classificadas como

1. Depressores (incluem álcool, sedativos, hipnóticos, anticonvulsivantes)
2. PCP
3. Inalantes
4. Estimulantes
5. Opiáceos
6. Alucinogénios
7. Cannabis
8. Outros (novas drogas de abuso, por exemplo, esteróides, ecstasy)

E. **A CLASSIFICAÇÃO MECANICISTA DAS DROGAS QUE CAUSAM DEPENDÊNCIA (2006) :**[84]

Os autores propuseram que a investigação recente realizada para compreender os mecanismos moleculares subjacentes a este aumento da dopamina (alvo molecular no cérebro), foi proposta uma nova classificação para as drogas que causam dependência que pode ajudar a orientar a investigação para um tratamento mais eficaz da dependência. Estas foram agrupadas em 4 tipos, de acordo com os receptores sobre os quais actuam.

Classe I: Fármacos que activam receptores acoplados à proteína G:

Aumentam fortemente a libertação de dopamina mesolímbica através da sua ação sobre os receptores p-opióides (MOR), que se encontram expressos nos interneurónios GABAérgicos inibitórios da área tegmental ventral.

Classe II: Fármacos que se ligam a receptores ionotrópicos e canais iónicos:

As drogas do tipo nicotina têm como alvo os receptores nicotínicos de acetilcolina (nAChRs) no cérebro, tornando-se assim permeáveis aos catiões e despolarizando a célula. As benzodiazepinas aumentam a dopamina mesocorticolímbica e podem levar à dependência, sendo moduladores positivos do recetor GABA.

Classe III: Fármacos que se ligam aos transportadores de aminas biogénicas:

As drogas semelhantes à cocaína bloqueiam a absorção de dopamina, noradrenalina e serotonina através da inibição dos seus respectivos transportadores. O bloqueio do transportador de dopamina (DAT) leva a um aumento das concentrações de dopamina no núcleo accumbens. Por outro lado, a anfetamina, a metanfetamina e os seus muitos derivados exercem os seus efeitos invertendo a ação dos transportadores de aminas biogénicas na membrana plasmática

Classe IV: Drogas de abuso ainda não classificadas

Há um certo número de drogas de abuso relativamente às quais não existe um consenso claro sobre as suas propriedades aditivas. (por exemplo, alucinogénios e anestésicos dissociativos)

F. REGIME DE TIPO BIOMÉDICO JULIEN (2005) :[7]

"A Primer Of Drug Action" é o texto de Julien e divide as drogas de abuso por efeitos neuroanatómicos específicos e interesse tópico em 9 categorias básicas, mencionadas como:

1. Depressores - tipo (inclui barbitúricos, sedativos-hipnóticos e anestésicos gerais)

2. Depressivos - tipo 2 (álcool, inalantes)

3. Benzodiazepinas e ansiolíticos de "segunda geração" (zolpidem, buspirona)

4. Psicoestimulantes de tipo 1 (cocaína, anfetaminas)

5. Psicoestimulantes de tipo 2 (cafeína, nicotina)

6. Opióides (analgésicos)

7. Cannabis

8. Alucinogénios (anticolinérgicos, catecolinérgicos, do tipo serotonina e do tipo PCP)

9. Esteróides

G. CLASSIFICAÇÃO DE DROGAS DA ADMINISTRAÇÃO DE CONTROLO DA DROGA DOS ESTADOS UNIDOS (DEA)[85]:

1. **Droga da lista I**: é considerada (pelo governo dos EUA) como tendo um elevado risco de abuso sem qualquer valor médico aceite. Exemplo: heroína.

2. **Droga da lista II**: é considerada como tendo um elevado risco de abuso, mas também tem algum valor médico aceite. Exemplo: cocaína.

3. **Droga da lista III**: tem menos potencial de abuso do que uma droga da lista I ou II, tem algum valor médico aceite e tem um risco baixo a moderado de dependência física e

pode ter um risco elevado de dependência psicológica. Exemplo: esteróides anabolizantes

4. **Droga da lista IV**: tem um menor potencial de abuso em comparação com as substâncias das listas I e III, tem algum valor médico aceite e pode provocar uma dependência física e/ou psicológica limitada. Exemplo: o medicamento de prescrição Xanax.

5. A substância **medicamentosa da Lista V** tem um baixo potencial de abuso em comparação com as substâncias da Lista I-IV, tem algum valor médico aceite e tem menos potencial de dependência do que as substâncias da Lista IV. Exemplo: Medicamento para a tosse

H. CLASSIFICAÇÃO NORMAL DO IMLAH DROGAS DE DEPENDÊNCIA [186]

Segundo a "The Encyclopedia Of Narcotic Drugs And Psychotropic Substances", as drogas de abuso foram classificadas nas seguintes categorias, de acordo com as suas propriedades de dependência e abuso:

1. **Categoria um: Álcool; Barbitúricos, Fenmetazina (ópio, herona); Anfotonizantes; (álcool, LSD, canábis):** são drogas com propriedades de dependência graves e abuso generalizado

2. **Segunda categoria: Não barbitúricos, sedativos - mescalina, morfina, petidina, metadona**: estas drogas têm propriedades de dependência graves, mas não são objeto de um abuso generalizado.

3. **Terceira categoria: Cocaína**: drogas com propriedades de dependência graves e abuso generalizado

4. **Quarta categoria: Codeína/ Khat/ Benezoiazepinas:** drogas com propriedades de dependência menos graves sem abuso generalizado

5. **Categoria cinco: Fenotiazinas (raulaufia)**: medicamentos que não causam dependência

VÁRIOS TIPOS DE MEDICAMENTOS

As drogas foram classificadas em categorias principais, como mencionado acima. Cada medicamento tem propriedades e efeitos caraterísticos diferentes no corpo humano. Estas substâncias podem ser obtidas na sua forma bruta, diretamente como parte da planta, ou podem ser sintetizadas quimicamente em laboratórios a partir das próprias fontes naturais. As principais categorias aqui mencionadas incluem: narcóticos, estimulantes, depressores, tranquilizantes, alucinogénios, inalantes, álcool e tabaco. As várias formas foram administradas no corpo por diferentes modos, como inalação, intravenosa, sublingual, oral, etc.

1. **NARCÓTICOS**[86,87] : Estas substâncias induzem o sono, entorpecem os sentidos e aliviam a dor.

Possuem propriedades depressoras do cérebro e do sistema nervoso central. De acordo com a sua fonte de origem, podem ser classificadas como naturais, semi-sintéticas ou sintéticas.

i. **Narcóticos naturais :**

a. **Ópio:** A papoila "Papaver Somniferum" é a principal fonte de narcóticos naturais, cultivada em todo o mundo[74] . O líquido leitoso que escorre das sementes verdes é raspado e seco ao ar para formar o ópio em bruto. Pelo menos 25 substâncias orgânicas podem ser extraídas do ópio. Existem duas categorias principais de alcalóides que são extraídos do ópio. A primeira é a codeína e a morfina - que são supressores da tosse e analgésicos - e a segunda é representada pela papaverina (relaxante intestinal) e pela noscapina (supressores da tosse). (Fig. 15)

b. **Morfina:** É um produto inodoro e amargo que contém aproximadamente 4-21% de concentração de ópio. É mais conhecida pelas suas propriedades analgésicas e a sua utilização lícita está limitada aos hospitais. Mais frequentemente, as empresas farmacêuticas extraem dela a codeína e outros narcóticos semi-sintéticos (Fig. 7).

c. **Codeína:** Em 1832, foi isolada como impureza num lote de morfina, contendo 0,72,5 % de ópio. Tem menos propriedades analgésicas, sedativas e depressoras respiratórias do que a morfina.

d. **Tebaína:** É um constituinte menor do ópio e é derivado da espécie de "Papaver Bracteatum"[86] . É quimicamente próxima da codeína e da morfina, mas tem uma ação estimulante isolada.

ii. **Semi-sintético:**

a. **Heroína** ("Também chamada Black tar, China white, dog food, dreamer, dust, H, horse, junk, scag, smack"[22]). Trata-se de um pó branco de sabor amargo que foi 1st sintetizado a partir da morfina em 1874. Embora em 1898 a Bayer Company, na Alemanha, tenha iniciado a sua produção comercial como analgésico, devido ao seu potencial de dependência, a lei de narcóticos Harrison foi estabelecida nos EUA em 1914 para o seu uso controlado (Fig. 14).

b. **Hidromorfona**: Vulgarmente chamada dilaudida, é o segundo derivado semi-sintético mais antigo da morfina, com ação curta, mais sedativa e menos euforizante do que a morfina.

c. **Oxicodona**: É sintetizada a partir da tebaína, que é semelhante à codeína, mas tem maior potência e potencial de dependência do que esta.

d. **Etiorfina e Diprenorfina**: Ambas são derivadas da tebaína. A etorfina tem uma ação analgésica, sedativa e depressora das vias respiratórias. Pelo contrário, os efeitos da Diprenorfina são antagónicos.

iii. **Estupefacientes sintéticos:**

a. **Meperidina ou petidina:** Foi o primeiro narcótico sintético produzido, é quimicamente diferente da morfina mas tem uma potência analgésica semelhante.

b. **Metadona:** A metadona foi sintetizada por químicos alemães durante a Segunda Guerra Mundial, quando havia escassez de morfina. Durante os anos 60, era um medicamento potente para a desintoxicação de toxicodependentes de heroína (Fig. 6).

2. **HALLUCINOGENS**[86'88] (Psicadélicos)

"Estas drogas que afectam o sistema nervoso central produzem alterações perceptivas, alterações emocionais intensas e variadas, distorções do ego e perturbações do pensamento." [86,88]

A. LSD- Dietilamida do Ácido Lisérgico[8] : -são chamadas de Ácido, barris, borrões, céu azul, sol da Califórnia, cubos, cúpulas, apartamentos, sapos, tampas, micropontos, névoa roxa, cubos de açúcar, vidros de janelas[22]). São drogas que expandem a mente e foram sintetizadas pela primeira vez por um químico suíço chamado Albert Hoffmanin em 1938. Têm uma origem semi-sintética e são extraídas de um fungo que cresce no centeio, no trigo e noutros cereais. Não desenvolve qualquer dependência física (Fig. 8).

i. **PCP- phencyclidine** - ("Com nome de rua - Angel dust, clicker, crystal, dummy dust, hog, horse, killer, krystal joints, love, mint weed, PeaCe Pill, sherms, super grass,

weed"[22])
"O famoso "pó de anjo" é produzido dissolvendo uma colher de sopa de PCP num litro de éter ou acetona e adicionando folhas de hortelã ou salsa. Depois de o éter se evaporar, as folhas que restam são designadas por pó de anjo"[86] . Afecta o cérebro e o sistema nervoso central. Em pequenas doses, provoca sedação, em doses moderadas pode ocorrer analgesia e anestesia com perturbações sensoriais e, em doses elevadas, convulsões e coma que conduzem à morte.

ii. **Mescalina** - É um ingrediente primário do cato peiote, Lophophora Williamsii Lemaire. A ingestão de 300/800 miligramas de botões de peiote pode produzir alucinações e intensificar as experiências sensuais.

iii. **A psilocibina e a psilocina** ("têm nomes de rua como Buttons, cactus, cogumelos mágicos, mesc, TMA (uma mistura de mescalina, LSD e marijuana"][22]]) foram isoladas por colegas de Albert Hoffmans nos laboratórios Sandoz, Basileia, Suíça, a partir da Psilocube Mexicana. A psilocina é relativamente instável e, após a ingestão, é convertida em psilocibina pela ação da enzima fosfatase alcalina. Os seus efeitos fisiológicos são mínimos e tendem a ser mediados pelo sistema nervoso autónomo. (Fig. 9)

iv. **DOM (Metil Dimetoxi Metil Fenil/Etilamina)**: Também chamada STP, é uma droga sintética e foi sintetizada pelo Dr. Alexander T. Shulgin. Atualmente, é muito raro encontrá-la nas ruas.

v. **DET (dietil triptamina)** - É um análogo sintético de ação rápida da DMT (dimetiltriptamina). Segundo consta, esta droga não tem qualquer efeito terapêutico e também não é fácil de fabricar.

vi. **DMT (dimetiltriptamina)**: É um alucinogénio de ação curta encontrado nas sementes de uma planta nativa das Índias Ocidentais e em partes da América do Sul. O pó destas sementes produz um rapé chamado "cohoba"[86] , que era utilizado em cerimónias religiosas para produzir um estado de espírito que ajudava a comunicar com os deuses. Não é tomado por via oral, é inalado ou injetado. Não causa dependência física mas causa dependência psicológica.

vii. **Ibogaína**: Extraída das raízes da planta Tabernathe Iboga, é originária de África, conhecida por ser um estimulante do SNC e alucinogénio

viii. **Bufotenina**: quimicamente relacionada com a DMT, derivada das secreções glandulares secas de certos sapos, do fungo amanita.

ix. **Sementes de morning glory**: A ingestão de 300 destas sementes produz alucinações como as do LSD. Inicialmente, os índios americanos moíam as sementes com farinha, que depois era embebida em água e a mistura era coada e o líquido ingerido.

Atualmente, ou são ingeridas diretamente ou são fervidas e bebidas. (Fig. 18)

3. ESTIMULANTES[86] : Estes medicamentos afectam o SNC acelerando a sua atividade, quer sejam naturais ou sintéticos.

A. Natural: O primeiro estimulante natural foi a epinefrina (adrenalina), encontrada nas glândulas supra-renais dos animais, cujos efeitos foram descritos pela primeira vez em 1899.

B. **Sintético**: Em 1919, um químico japonês desenvolveu o primeiro estimulante sintético, que foi identificado como metilanfetamina. O abuso começou em 1932, após a entrada no mercado do inalador Benzedrine. São classificadas em:

i. **Estimulantes anfetaminas**: (também designadas por "Bennies, black beauties, copilots, crank, crystal, dexies, eye opener, footballs, glass, hearts, ice, ice cream, lid, meth, moth, quartz, speed"[22])

Benzedrina é o nome comercial dos compostos racémicos e Dexedrina é o nome comercial do sulfato de dextroanfetamina produzido pelos laboratórios Smith, Kline e French (SKF). É atualmente utilizado para o tratamento da obesidade, narcolepsia, hipercinesia, disfunção cerebral mínima.

ii. **Estimulantes não anfetamínicos**: Os dois mais importantes são a Ritalina (nome comercial do cloridrato de metilfenidato) e o Preludin (nome comercial do cloridrato de fenmetrazina)

iii. **Produtos combinados**: São constituídos por uma combinação de anfetaminas e barbitúricos. Existem dois medicamentos específicos: Desbutal (nome comercial do cloridrato de metanfetamina e fenobarbital de sódio) e Dexamyl (nome comercial da combinação de sulfato de anfetamina Dextro e amobarbital de sódio)

4. DEPRESSORES :[86]

Estes compostos afectam o SNC, desacelerando as suas actividades. Podem ser sintéticos ou naturais. Esta classe de fármacos foi descoberta pela primeira vez no ano de 1864 por Adolf Von Baeyer, um químico alemão que sintetizou o ácido barbitúrico. Os depressores têm outras utilizações medicinais legítimas, como anestésicos, sedativos e anti-convulsivos. Os depressores não narcóticos dividem-se em três categorias principais:

i. **Barbitúricos**[86] são ainda classificados em (Fig. 10)

Type	Speed of onset	Length of action	Examples
Long Acting	30-60	8 hrs	Barbital, Phenobarbital
Intermediate acting	15-30 minutes	4-6 hrs	Amobarbital, Butabarbital
Short Acting	10-20 minutes	2-6 hrs	Pentobarbital, Secobarbital
Ultra Short Acting	0-45 mins	30 mins	Thiopental sodium

QUADRO 1: CLASSIFICAÇÃO DOS BARBITÚRICOS

ii. Tranquilizantes:

a. Principais: utilizados para o tratamento de psicoses, não possuem propriedades aditivas e são mais potentes. Exemplo: colorpromazina, resperina, promazina, perfenazina, perclorperazina.

b. Menor: utilizado para o tratamento de neuroses, por exemplo: meprobamato, clordiazepóxido

iii. Medicamentos sem ácido barbitúrico: estes medicamentos não são derivados do ácido barbitúrico, também designados por sedativos-hipnóticos sem ácido barbitúrico. Induzem o sono e relaxam o indivíduo hiperativo. Exemplos: brometo de sódio, paraldeído, hidrato de cloral, cabromal, metaqulaona.

5. INALANTES: "São também designados por gás, cola, gás hilariante, papel líquido, sniff, whippets. As várias substâncias que podem ser usadas incluem: Solução de limpeza a seco, removedor de verniz das unhas, gasolina, refrigeradores de vidro, spray de cabelo, insecticidas, cola de aeromodelismo, nitritos (amilo e butilo), óxido nitroso, diluente de tinta, produtos petrolíferos, cimento plástico, cimento de borracha e líquido corretor de dactilografia." **[22]** (Fig. 12)

6. ÁLCOOL: "A Organização Mundial de Saúde (OMS) classificou o álcool nos seguintes grupos:

a. Os vinhos são produzidos a partir de uma variedade de frutos, como uvas, pêssegos, ameixas ou alperces. Os vinhos mais comuns são produzidos a partir de uvas. Quando maduras, as uvas são esmagadas e fermentadas em grandes cubas para produzir vinho.

b. A cerveja também é produzida através do processo de fermentação. Uma mistura líquida, chamada mosto, é preparada através da combinação de levedura e cereais maltados, como o milho, o centeio, o trigo ou o malte. Contém 4-8% de álcool.

c. **O whisky** é produzido através da destilação do sumo fermentado de grãos de cereais, como o milho, o centeio ou a cevada (Fig. 4).

d. **O rum** é uma bebida destilada feita a partir de melaço fermentado ou de sumo de cana-de-açúcar e é envelhecida durante pelo menos três anos. O caramelo é por vezes utilizado como corante.

e. **O brandy** é destilado a partir de sumos de fruta fermentados. O brandy é normalmente envelhecido em cascos de carvalho. A cor do brandy provém dos barris ou do caramelo que lhe é adicionado.

f. **O gin** é uma bebida destilada. É uma combinação de álcool, água e vários aromas. O gin não melhora com a idade, pelo que não é armazenado em cascos de madeira.

g. **Os licores** são produzidos adicionando açúcar e aromatizantes, como frutos, ervas ou flores, ao brandy ou a uma combinação de álcool e água. A maioria dos licores contém entre 20 e 65% de álcool. São geralmente consumidos em pequenas quantidades depois do jantar.

h. **A araca** é uma bebida destilada, obtida a partir do arroz ou do trigo. A estes dois cereais junta-se jagunço, açúcar ou cana-de-açúcar e ferve-se com água. Deixa-se fermentar, após o que é destilada. Contém aproximadamente 50-60% de álcool (Fig. 5).

i. **O Toddy** é obtido a partir das flores de um coco ou de uma palmeira. Destas flores escorre um líquido branco, de sabor adocicado. Quando consumido fresco, este sumo não tem qualquer efeito intoxicante. Este líquido é recolhido e deixado a fermentar. Por vezes, adiciona-se levedura para acelerar o processo. O sumo fermentado tem um teor alcoólico de aproximadamente 5-10%." [89] (Fig. 17)

7. **TABACO[90,91]:**

"A Organização Mundial de Saúde (OMS) classificou o tabaco nos seguintes grupos. Existem várias formas de tabaco, que incluem o tabaco para fumar, o tabaco sem combustão, o rapé (seco ou húmido)

a. FUMAR TABACO:

Bidis: São constituídos por tabaco envolto numa folha de tendu ou de temburni (plantas originárias da Ásia), podendo ser presos com um fio colorido numa ou nas duas extremidades. Os Bidis podem ser aromatizados (por exemplo, chocolate, cereja, manga) ou não aromatizados. (Fig. 23)

Cigarros manufacturados: consistem em tabaco triturado ou reconstituído, processado com centenas de produtos químicos. Muitas vezes com um filtro, são fabricados por uma máquina e constituem a forma predominante de tabaco utilizado em todo o mundo (Fig. 22).

Charutos: são feitos de tabacos curados ao ar e fermentados com um invólucro de tabaco, e existem em muitas formas e tamanhos, desde cigarrilhas do tamanho de cigarros, coronas duplas, cheroots, stumpen, chuttas e dhumtis. No fumo invertido de chutta e dhumti, a extremidade acesa do charuto é colocada dentro da boca. (Fig. 21)

Os Kreteks são cigarros com sabor a cravinho. Contêm uma vasta gama de aromas exóticos e eugenol, que tem um efeito anestesiante, permitindo uma inalação mais profunda do fumo. (Fig. 24)

Os cachimbos são feitos de sarça, ardósia, barro ou outra substância - o tabaco é colocado no recipiente e inalado através da haste, por vezes através da água. (Fig. 11)

As varas são feitas de tabaco curado ao sol, conhecido como brus, e embrulhadas em papel de cigarro.

O narguilé é um cachimbo utilizado para fumar narguilé, uma combinação de tabaco e frutos ou vegetais que é aquecida e o fumo é filtrado através da água. O cachimbo de água é composto por uma cabeça, um recipiente para a água e uma mangueira. O tabaco ou narguilé é aquecido no cachimbo de água, geralmente com carvão vegetal. (Fig. 19)

b. **TABACO MASCÁVEL:** O tabaco de mascar é também conhecido como tabaco de enrolar, de folha solta e de torcer. O pan masala, ou betel quid, é constituído por tabaco, nozes de areca e lima em estacas, envoltos numa folha de betel. Podem também conter outros edulcorantes e agentes aromatizantes. As variedades de pan incluem kaddipudi, hogesoppu, gundi, kadapam, zarda, pattiwala, kiwam, mishri e pill. (Fig. 20)

c. **MOIST SNUFF:** é tomado por via oral. Uma pequena quantidade de tabaco moído é mantida na boca, entre a bochecha e a gengiva. Cada vez mais, os fabricantes pré-embalam o rapé húmido em pequenos pacotes de papel ou de tecido, para facilitar a utilização do produto. Outros produtos incluem o khaini, o shammaah e o nass ou naswa. (Fig. 25)

DRY SNUFF: é tabaco em pó que é inalado pelo nariz ou tomado pela boca. Outrora muito difundido, o seu uso está atualmente em declínio." [90,91] (Fig. 26)

RAZÕES PARA O ABUSO DE SUBSTÂNCIAS

O consumo indevido de droga é considerado um "problema biopsicossocial multifatorial[7]". Para compreender a sua etiologia, foram propostos vários modelos multivariáveis por diferentes autores. As razões para a toxicodependência podem variar consoante os grupos etários e os sexos; o conhecimento, a atitude e as crenças sobre os efeitos nocivos para a saúde têm um efeito preventivo sobre o consumo de drogas, como a crença de que o consumo moderado de álcool não tem efeitos adversos, a cessação do tabaco pode levar ao aumento de peso e a cannabis é uma bênção social e religiosa dos deuses; a disponibilidade e a acessibilidade são factores importantes para o início e a manutenção da toxicodependência entre os adolescentes; as pressões dos pares: Por exemplo, as adolescentes do sexo feminino com um melhor amigo fumador correm um risco nove vezes maior de se tornarem fumadoras. Fumar é uma atividade partilhada com importantes funções de socialização para os jovens do sexo feminino[93] ; diferentes modelos de comportamento têm tido um papel importante (por exemplo, as estrelas de cinema e da televisão, as estrelas pop e os modelos de moda fazem com que fumar pareça atraente[94] ; a publicidade é uma arma eficaz para influenciar a decisão dos jovens de começar a fumar. Verificou-se que a proibição da publicidade é muito eficaz na redução da prevalência do consumo de cigarros entre os jovens[95] ; a etnia, a composição genética, a profissão, a condição médica e física, a estrutura familiar - educação dos pais e variáveis socioeconómicas têm uma relação inversa com o abuso de substâncias[96] ; A influência dos pais sobre os filhos é enorme, tendo-se verificado que os filhos de pais fumadores têm duas vezes mais probabilidades de se tornarem fumadores[80] , nível de educação, nível de vida, tipo de conhecidos, disponibilidade; O impacto da globalização e da liberalização económica (exposição à televisão por satélite, rápida transição socioeconómica e aumento dos rendimentos disponíveis) parece ter uma influência generalizada e uma mudança de atitude no sentido de uma maior normalização do consumo de álcool[97].

MORAL MODEL OF ADDICTION[98] : "vê a dependência como uma escolha feita por indivíduos com baixos padrões morais. Caracterizados como pessoas intrinsecamente más, os toxicodependentes fazem coisas más que são motivadas pelos seus valores."

MODELO DE DOENÇA DA ADICÇÃO[99] : "este modelo considera a dependência fisiológica (ou psicobiológica) como a raiz do problema, colocando a tónica no tratamento médico, como a manutenção com metadona e a retirada controlada."

TEORIA DA IDENTIDADE CULTURAL DA TOXICODEPENDÊNCIA[100]

"A teoria propõe que a toxicodependência é o resultado de um processo de mudança de identidade relacionado com a droga, que inclui três conceitos de nível micro (marginalização pessoal, desconforto da identidade do ego e perda de controlo na definição de uma identidade), dois de nível meso (marginalização social e identificação com um grupo subcultural da droga) e três de nível macro (oportunidade económica, oportunidade educativa e cultura popular)." [100]

TEORIAS BIOLÓGICAS[101] : "as que postulam mecanismos físicos específicos nos indivíduos que os impelem ou influenciam a experimentar drogas ou a abusar delas depois de terem sido expostos a elas. Podem ser classificadas como **Teoria Genética:** esta teoria propõe que um gene ou combinações de genes influenciam os mecanismos biológicos específicos relevantes para o abuso de substâncias, por exemplo, atingir um certo nível de intoxicação ao consumir drogas, ficar doente com doses baixas em oposição a doses muito mais elevadas, baixar ou não baixar os níveis de ansiedade quando sob a influência, ou ter a capacidade de metabolizar substâncias químicas no corpo. **"Teoria do Desequilíbrio Metabólico"-** Desenvolvida pelos médicos Vincent Dole e Marie Nyswander (1965, 1980; Dole, 1980), esta teoria defende que os toxicodependentes de heroína sofrem de uma doença ou perturbação metabólica, tal como os diabéticos. Quando certos indivíduos começam a tomar narcóticos, um processo bioquímico "entra em ação" e, fisiologicamente, começam a desejar drogas opiáceas da mesma forma que os corpos dos diabéticos desejam insulina. Doses repetidas de um narcótico completam o seu ciclo metabólico; os narcóticos actuam como um estabilizador, normalizando uma deficiência existente." [101]

TEORIA PSICOMOTORA ESTIMULANTE DA ADICÇÃO: "Segundo esta teoria, um vasto leque de substâncias que causam dependência (nicotina, cafeína, barbitúricos, álcool, benzodiazepinas, canábis e fenciclidina), todas elas reforçadoras positivas, provocam uma ativação psicomotora e este mecanismo tem como um dos seus componentes as fibras dopaminérgicas que se projectam do mesencéfalo para as regiões límbicas e corticais. Cada uma delas tem também acções estimulantes psicomotoras que activam as fibras dopaminérgicas ou os seus circuitos de saída. Sugere-se que o papel da dependência física na dependência varia de droga para droga e que é de importância secundária na compreensão da autoadministração compulsiva de drogas"[102]

TEORIAS SOCIOLÓGICAS :[101]

"Quatro grandes teorias estão incluídas neste contexto, nomeadamente a "**Teoria da Anomia**" Robert K. Merton (1930) propôs esta teoria do comportamento desviante e argumenta que "numa sociedade competitiva, materialista e orientada para a realização, o sucesso é encorajado como sendo possível para todos os membros, mas na realidade só é possível para uma pequena parte da sociedade. Os indivíduos que não são bem sucedidos têm de conceber adaptações "desviantes" ou desaprovadas para lidar com o seu fracasso. Aqueles que desistiram de alcançar os objectivos materialistas da sociedade, seja por meios aprovados ou desaprovados, tornam-se retraídos - algumas das actividades adaptativas dos psicóticos, párias, bêbados crónicos e toxicodependentes". "**Teoria do controlo social e do autocontrolo**" Estas duas teorias individualistas utilizam amplamente o conceito de controlo e centram-se na razão pela qual algumas pessoas se conformam com as normas e leis da sociedade. A teoria do controlo social enfatiza o interesse do ator na conformidade. Afirma com veemência que, quanto mais inclinadas, imbuídas, ligadas e confluentes as pessoas estiverem com as normas convencionais da sociedade, menor será a probabilidade de serem vítimas do hábito da toxicodependência. A teoria do autocontrolo é a teoria da desorganização social em ponto pequeno. Afirma que os indivíduos se entregam às drogas quando não têm auto-controlo e são mais orientados para o prazer e impulsivos no comportamento. **A aprendizagem social** defende que o comportamento é moldado por recompensas e castigos, ou reforço. Propõe que o uso e abuso de substâncias psicoactivas pode ser explicado pela exposição diferencial a grupos em que o uso é recompensado. **A Teoria Subcultural**, por outro lado, tem como tese central que o envolvimento num determinado grupo social com atitudes favoráveis ao consumo de drogas é o fator chave para fomentar o consumo de drogas por parte do indivíduo, ao passo que o envolvimento num grupo com atitudes negativas em relação ao consumo de drogas tende a desencorajar esse consumo. **Interação/Socialização Selectiva** O termo "interação selectiva" refere-se ao facto de os potenciais consumidores de drogas não "caírem" aleatoriamente em círculos sociais de consumidores; são atraídos por determinados indivíduos e círculos - grupos subculturais - porque os seus próprios valores e actividades são compatíveis com os dos consumidores actuais. Os defensores da teoria do conflito sustentam que o abuso pesado e crónico de crack e a dependência de heroína estão fortemente relacionados com a classe social, o rendimento, o poder e a localização. Uma proporção significativamente mais elevada de residentes das classes baixa e trabalhadora do centro da cidade consome drogas pesadas do que os membros mais abastados da sociedade. Mais importante ainda, este é o caso devido ao impacto de uma série de condições estruturais fundamentais, condições que têm a sua origem na economia e na política. Especificamente, vários desenvolvimentos económicos e políticos importantes ao longo das últimas três décadas ou mais incidem diretamente sobre os diferenciais no consumo de drogas." **[101]**

AS TEORIAS BIOPSICOSSOCIAIS [7,103] :

"Todas as acções aprendidas, pró ou anti-sociais, têm interações psicológicas e sociológicas dinâmicas com uma interação complexa de factores neurobiológicos e genéticos.[104] Este modelo agrupa os factores de risco em **factores biológicos**: que apresentam uma vulnerabilidade genética para a toxicodependência (genes que influenciam o sistema neurobiológico), **factores psicológicos**: que lidam com processos cognitivos automáticos e **factores sociais**: que incluem redes, organizações e subculturas. A interação e o culminar destes três factores foram propostos para a etiologia da toxicodependência. [7,103]

TEORIA DO COMPORTAMENTO PROBLEMÁTICO :[7,105]

(Jessor e Jessor 1977; Jessor, Donovan, e Costa 1991; Donovan 1996)

"A teoria propõe vários sistemas para explicar o comportamento desviante dos adolescentes que violam as normas legais e sociais atribuídas principalmente aos toxicodependentes. Estes sistemas incluem, em primeiro lugar, o "**sistema de personalidade**", que inclui a "estrutura motivacional", que anuncia a importância da motivação dos indivíduos em relação ao objetivo, a "estrutura de crenças pessoais" (perspetiva sobre si próprio) e também a "estrutura de controlo pessoal", que abrange a aceitação ou rejeição do comportamento convencional e desviante. Em segundo lugar, o **"Sistema Ambiental Apercebido"** é composto por duas estruturas distal e proximal. As estruturas distais têm em conta os factores que estão indiretamente associados ao problema (por exemplo, a estrutura familiar e a pressão dos pares), as estruturas proximais têm em conta a aprovação do comportamento problemático pelos pares e pela família e também a modelação desse comportamento. Por último, o **"sistema comportamental"** inclui os comportamentos convencionais (pró-sociais): que estão em sintonia com as normas sociais e os comportamentos problemáticos (anti-sociais): que são uma fonte de preocupação devido a comportamentos indesejáveis." [7,105]

TEORIA DA INFLUÊNCIA TRÍADE ,[7106] (Flay e Petraitis 1994)

"Os autores analisaram muitas teorias multivariadas e concluíram a sua análise num modelo integrado. As teorias eram as seguintes: **"Teorias cognitivo-afectivas":** incluem os tipos de atitude, a perceção das pressões para o consumo de drogas, a motivação para as cumprir e a intenção de consumir drogas. **"Teorias da aprendizagem social":** estas teorias dão mais ênfase e, por conseguinte, maior compreensão à aprendizagem através da observação e da imitação do comportamento dos outros. "**Teorias do compromisso e da ligação social**": têm em conta a falta de equidade social ou económica, a vizinhança desorganizada, a socialização inadequada e o desenvolvimento de competências. **"Teorias intrapessoais":** avaliam o funcionamento psicológico clínico (efeito do stress, autoestima, etc.) **"Teorias abrangentes":** examinam o pessoal, o ambiente social percebido, o temperamento biológico, as variáveis distais e proximais e as estruturas de participação na atividade." [7,106]

MODELAÇÃO EM FASE:

"Primeira fase: Nesta fase, o não utilizador passa por uma fase de preparação, em que a autoestima da pessoa, o apoio da família e dos pares, a informação e a sensibilização sobre as drogas podem desempenhar um papel positivo ou negativo no desenvolvimento do hábito de abuso. Na **Segunda Fase:** o indivíduo pode experimentar a substância. Factores como uma menor vigilância da criança, ofertas de consumo pelos pares, curiosidade, desejo inerente de experimentar, publicidade e disponibilidade do produto podem desempenhar um papel importante. Na **terceira fase:** o indivíduo entra numa fase experimental. Nesta fase, forma-se uma expetativa de resultado, memórias associativas positivas ou negativas ou associações implícitas em relação à toxicodependência. As pessoas envolvidas em actividades mais convencionais têm menos probabilidades de cair na armadilha da toxicodependência. Durante a **quarta e quinta fases**, o indivíduo torna-se finalmente um consumidor habitual (consumidor diário) ou um consumidor regular (consumidor pelo menos uma vez por semana). Nesta fase, os processos cognitivos automáticos (associação entre comportamento e memória, valor e importância percebida da saúde), assertividade social, reforço negativo ou positivo, etc., desempenham um papel importante." [7]

MODELO PACE STAGE[7,107] (Sussman e Unger, 2004)

"Este modelo propõe que o comportamento de uma empresa em relação à droga tem uma relação íntima com a função de variáveis, nomeadamente: **variáveis pragmáticas**: Em primeiro lugar, estas sublinham a importância da disponibilidade, da oferta e da publicidade das drogas; em seguida, a pessoa deve possuir "competências de aquisição" para obter drogas e, por último, a pessoa deve dispor de "meios de troca", ou seja, dinheiro ou serviços em troca de drogas; **Atração:** um feedback positivo pode ser dado por pessoas desequilibradas e vice-versa, a embalagem da droga, o ambiente (público ou privado) podem afetar o consumo de drogas. **Comunicação:** envolve o conforto com que a comunicação e a interação são feitas sobre as drogas sob a sua influência ou sem a sua influência (por exemplo, 4:20 é o jargão do consumo de marijuana nos EUA, refere-se à hora do dia para consumir, dia da terra; um código penal, crack, velocidade, etc.). [7, 107]

Pode concluir-se que a toxicodependência é um fenómeno complexo e multifatorial e que o seu início, continuação e recaída não podem ser atribuídos a apenas um ou dois factores. Por conseguinte, torna-se imperativo ter em conta estes factores ao conceber um plano de tratamento para os toxicodependentes e não confiar apenas na farmacoterapia convencional que elucida as alterações químicas e neuronais, mas não as preocupações sociais, psicológicas e ambientais do doente

EPIDEMIOLOGIA DO ABUSO DE SUBSTÂNCIAS

A epidemiologia é definida como "o estudo da distribuição e dos factores determinantes dos estados e acontecimentos relacionados com a saúde numa população específica e a aplicação deste estudo para o controlo dos problemas de saúde"[53] . O problema da toxicodependência não se limita a fronteiras, este hábito estende-se por vários terrenos, montes, continentes e atravessa mares e oceanos. Pode ser praticado onde são cultivadas ou pode ser importado de países. O cenário mundial e indiano do abuso destas drogas é mencionado a seguir. Esta análise ajudar-nos-á a compreender a extensão e a gravidade deste problema.

No cenário global, observou-se que uma mudança importante e dinâmica no cenário dos factores sociais, económicos, infra-estruturais, comportamentais e políticos contribuiu para a disseminação do abuso de substâncias no mundo. O valor estimado do mercado ilegal de drogas situa-se entre 100 e 500 mil milhões de dólares em todo o mundo (Reuter, 1996)[108] . A nível mundial, a cannabis é provavelmente a droga ilícita mais difundida e mais comummente consumida. O Programa das Nações Unidas para o Controlo Internacional da Droga estimou o número de consumidores de cannabis a nível mundial em 141 milhões de pessoas (UNDCP, 1997)[108] . De acordo com o último inquérito do UNODC[109] , o Afeganistão e Myanmar são os maiores países produtores de ópio do mundo, sendo responsáveis por mais de 90% da produção mundial. De acordo com o Relatório Mundial sobre Drogas de 2011[120] , existem entre 1 380 000 e 3 170 000 utilizadores de opiáceos no Sul da Ásia. Embora o grupo de substâncias mais problemático para a maioria dos países asiáticos seja o dos opiáceos, a canábis é a droga mais consumida, seguida das anfetaminas. A cannabis é a droga ilícita mais consumida na Europa, na Austrália e em todo o mundo ocidental. Cerca de 147 milhões de pessoas, ou seja, 2,5% da população mundial, consomem canábis (prevalência anual), em comparação com 0,2% que consomem cocaína e 0,2% que consomem opiáceos .[202]

Uma avaliação recente efectuada pelo Gabinete das Nações Unidas para a Droga e a Criminalidade (UNODC)[110] concluiu que, após um aumento substancial no final dos anos 90, o consumo de drogas sintéticas (por exemplo, anfetaminas e ecstasy) na América do Norte, Europa e Oceânia estabilizou, embora a níveis elevados. No entanto, nos últimos anos, o problema deslocou-se para novos mercados, sobretudo no Leste e Sudeste Asiático e no Médio Oriente.

No cenário indiano, verificou-se que - Geograficamente, a Índia está encravada entre as duas maiores zonas de produção ilícita de ópio do mundo, o "Crescente Dourado" - juntamente com o Afeganistão no Crescente Dourado (juntamente com o Irão e o Paquistão), tem sido uma das mais importantes zonas produtoras de ópio da Ásia e do mundo desde a década de 1950 e o "Triângulo Dourado" - região entre as fronteiras de Myanmar, Laos e Tailândia; uma região famosa pela sua produção de ópio[177]], o que a torna vulnerável como destino e também como rota de trânsito para o tráfico de droga.

De acordo com o último inquérito sobre o ópio no Sudeste Asiático de 2013 do Gabinete das Nações Unidas contra a Droga e o Crime (UNODC)[[120]], o cultivo de ópio nesta região aumentou 22% em 2013, impulsionado por um crescimento de 13% em Myanmar. O cultivo e a produção de ópio registaram um aumento de 26% em relação a 2012. A epidemia de abuso de substâncias na geração jovem assumiu dimensões alarmantes na Índia. A cannabis, a heroína e as drogas farmacêuticas produzidas na Índia são as drogas mais frequentemente consumidas na Índia[32] . Os produtos de cannabis, frequentemente designados por charas, bhang ou ganja, são consumidos em todo o país porque atingiram um certo grau de santidade religiosa devido à sua associação com algumas divindades hindus[[79]]. O Conselho Internacional de Controlo de Estupefacientes[[111]], no seu relatório de 2002 publicado em Viena, salientou que, na Índia, as pessoas dependentes de opiáceos estão a mudar a sua droga de eleição do ópio para a heroína. Os produtos farmacêuticos que contêm estupefacientes estão também a ser cada vez mais utilizados de forma abusiva. Em muitos Estados, foram também comunicadas injecções intravenosas de analgésicos como o dextropropoxfeno, etc., facilmente disponíveis a um décimo do custo da heroína. Os xaropes para a tosse à base de codeína continuam a ser desviados do mercado nacional para consumo abusivo .[32]

Os processos de industrialização, urbanização e migração conduziram ao afrouxamento dos métodos tradicionais de controlo social, tornando o indivíduo vulnerável às tensões e às pressões da vida moderna. O relatório da estratégia internacional de controlo dos estupefacientes (2004) concluiu que o abuso de opiáceos representava 43% do abuso de drogas na Índia. Os consumidores de droga são, na sua maioria, jovens e predominantemente do sexo masculino. Uma conclusão importante destes estudos é o facto de o álcool ser a substância mais frequentemente consumida (60-98%), seguido do consumo de cannabis (4-20%) 2 .[3]

De acordo com o Inquérito Nacional sobre a Extensão, o Padrão e as Tendências da Toxicodependência na Índia[32] , realizado pelo Centro em colaboração com o Gabinete das Nações Unidas contra a Droga e o Crime, as taxas de prevalência actuais no grupo etário dos 12-18 anos eram o álcool (21,4 por cento), a cannabis (três), os opiáceos (0,7) e qualquer droga ilícita (3,6 por cento).O Gabinete Central de Estupefacientes concede licenças aos agricultores para cultivarem papoilas de ópio nas zonas notificadas de Uttar Pradesh, Madhya Pradesh e

Rajasthan .[111]

Um inquérito rural realizado na Índia distinguiu dois tipos de consumidores de ópio: os que consumiam apenas durante a época das colheitas de cada ano e depois abandonavam o consumo e os que eram consumidores habituais durante todo o ano[112] . A prevalência do consumo de tabaco era elevada (55,8%) entre os homens, com um consumo máximo no grupo etário dos 41-50 anos. De acordo com o Relatório Mundial sobre a Droga, de 81 802 pessoas que procuraram tratamento na Índia em 2004-2005, 61,3% referiram o consumo de opiáceos, 15,5% de canábis, 4,1% de sedativos, 1,5% de cocaína, 0,2% de anfetaminas e 0,9% de solventes. [127]

A Índia é geralmente considerada como uma cultura tradicional "seca" ou "abstémica" no que respeita ao álcool[113] . A prevalência do consumo atual de álcool variou entre um mínimo de 7% no estado ocidental de **Gujarat** (oficialmente proibido) e 75% no estado nordestino de **Arunachal Pradesh**. Existe também uma diferença extrema entre os géneros. A prevalência entre as mulheres tem sido consistentemente estimada em menos de 5% [3-5], mas é muito mais elevada nos estados do Nordeste. Foi registada uma utilização significativamente mais elevada nos grupos tribais, rurais e urbanos de nível socioeconómico inferior .[97]

Bihar: Num estudo realizado numa comunidade rural de Bihar, a prevalência do consumo de álcool/droga foi de 28,8% da população estudada[1314]]. No **Uttar Pradesh**: O Uttar **Pradesh** registou um aumento tremendo do consumo de droga. Os autores (Dube e Handa) referiram que 22,8 por 1000 pessoas eram dependentes do álcool e das drogas, enquanto o autor (Thacore) de Lucknow apresentou um valor de 18,55 por 1000 pessoas[115] . Um estudo realizado por Shukla (1979) indicou que 38,3% da população rural de Uttar Pradesh eram consumidores habituais de substâncias[116] . As conclusões importantes destes estudos são que a substância mais frequentemente consumida é o álcool (60-98%), seguido do consumo de canábis (4-20%). Os inquéritos epidemiológicos também revelaram que 20-40% dos indivíduos com mais de 15 anos são consumidores actuais de álcool e 10% deles são consumidores regulares ou excessivos. Numa população rural de Uttar Pradesh, verificou-se que o álcool era a substância mais frequentemente consumida (82,5%), seguido da cannabis (16,1%) .[117]

Punjab: Nos últimos tempos, tornou-se claro que a situação do abuso de drogas e de álcool no Punjab representa um extremo em termos da extensão da toxicodependência, bem como uma exceção em termos do seu carácter, quando comparada com outros Estados. Varma et al referiram, no final da década de 1980, que as taxas de abuso de álcool no Punjab eram de

45,9% em Jalandhar, 27,7% em Chandigarh e 28,1% nas zonas rurais do Punjab[118] . Mas, de acordo com um relatório (2011) sobre a toxicodependência e o alcoolismo no Punjab elaborado pelo Ministério da Juventude e dos Desportos, foi revelado que "40% dos jovens do Punjab na faixa etária dos 15 aos 25 anos foram vítimas de drogas" e, se extrapolarmos esta estatística para a população jovem total do Punjab, isso sugeriria uma população de cerca de 1,5 a 2 milhões de jovens punjabis viciados em drogas[119] . O relatório das Nações Unidas, baseado em dados de 203 centros de tratamento de toxicodependentes em toda a Índia (recolhidos entre março de 2000 e novembro de 2001), destacou o Punjab como o Estado com os níveis mais elevados de abuso de ópio, bem como de propoxifeno, uma droga comummente injectada. Especificamente, afirmava que "o maior número de consumidores de ópio foi registado no Punjab (cerca de 56%), seguido do Rajastão (cerca de 11%) e do Haryana (cerca de 6%)". Também mencionava que "o consumo de propoxifeno se limitava ao Punjab e aos dois Estados do nordeste, nomeadamente Nagaland e Mizoram"[120] . As razões invocadas para o aumento do consumo de droga foram as seguintes: aumento do desempenho sexual, "má qualidade do ensino no Punjab", que torna os "licenciados incapazes de se candidatarem aos poucos empregos altamente qualificados disponíveis", baixa da produtividade agrícola, desfasamento entre as habilitações académicas dos licenciados do ensino secundário e as competências exigidas para ser trabalhador agrícola, procura de trabalhadores migrantes em vez de trabalhadores locais .[119]

Estados do Nordeste: Um relatório de 2004 do Gabinete das Nações Unidas contra a Droga e o Crime (UNODC) detectou níveis elevados de abuso de álcool nos estados do nordeste da Índia, nomeadamente Nagaland, Arunachal Pradesh e Himachal Pradesh, enquanto Manipur, Bihar e Orissa encabeçavam a lista no que respeita ao abuso de cannabis[121] . O comércio ilícito de drogas ao longo do Triângulo Dourado tem graves implicações para o Nordeste da Índia. As taxas de prevalência do VIH e da SIDA em adultos em Manipur e Nagaland são de 1,57 e 1,2%, respetivamente, e muito superiores à média nacional de 0,34%, de acordo com o Departamento de Controlo da SIDA, Ministério da Saúde e do Bem-Estar Familiar, Governo da Índia[122] . A prevalência do consumo de álcool foi de 75% no estado nordestino de Arunachal Pradesh.

Rajasthan: A prevalência ao longo da vida do consumo de canábis no Rajastão (Índia) entre os homens foi mais elevada (7,2%) (Sharma, 1996) .[112]

Andhra Pradesh: (Kokiwar, Jogdand, 2011) referiu que a prevalência geral da toxicodependência entre os estudantes universitários era de 31,3% e a prevalência geral da toxicodependência entre os adolescentes do sexo masculino era de 32,7% nos bairros de lata urbanos de Karim Nagar, Andhra Pradesh .[123]

Dehradun: Estudos realizados em Dehradun por Juyal R et al, 2006, registaram 58,7% e Sarangi L et al registaram 49,5% de prevalência global de abuso de substâncias .[124,125]

Jammu e Caxemira: A prevalência global de abuso de substâncias ao longo da vida entre os estudantes universitários foi de 31,3%. Os estudantes do sexo masculino apresentaram uma prevalência significativamente mais elevada de abuso de substâncias em comparação com as mulheres (37,5% contra 19,6%, respetivamente). A substância mais frequentemente consumida foi o tabaco (22,5%), seguido de solventes (10,0%), álcool (6,2%), sedativos (5,9%), canábis (4,4%), anfetaminas (2,1%), alucinogénios (0,5%) e cocaína (0,3%). Verificou-se que a idade, o género e o tipo de família estão fortemente associados ao abuso de substâncias .[126]

Goa: Sabe-se que a famosa cultura das festas rave está a expandir as suas asas na Índia. Diz-se que as festas rave de Goa foram iniciadas pelos hippies.[128] Anteriormente, as festas rave significavam música alta, abuso de álcool e de canábis. Desde o final dos anos oitenta, a cultura psicadélica concentrou-se cada vez mais em festas gratuitas ao ar livre, com um subgénero particular de dança eletrónica, que mais tarde se tornou muito mais sombrio, minimalista e agressivo, chamado Psy-trance. As festas rave em Goa acontecem em todas as épocas turísticas (novembro a maio) e são frequentadas principalmente por estrangeiros do Reino Unido, Israel, Alemanha, França e Japão. Os bares que organizam estas festas vendem ecstasy ou LSD[129] . Nos últimos anos, os indianos da classe alta aderiram maciçamente ao ecstasy e às discotecas, havendo mais mulheres entre eles[130] . Mais tarde, com as intervenções governamentais e as normas regulamentares, o consumo de drogas diminuiu, uma vez que estas foram declaradas ilegais por lei. A polícia de Goa admitiu recentemente a existência de canais organizados e não organizados de venda de cetamina em Goa[131] . O comprimido CK1 é uma das drogas de festa da moda, fabricada localmente em Goa. O comprimido é uma combinação de cocaína e do anestésico cetamina. A CK1, também conhecida pelos seus nomes de rua Blizzard e Calvin Klein, está facilmente disponível na faixa de praias do norte de Goa .[128]

No norte**, o vale de Kullu, em Himachal Pradesh**, é agora conhecido pelas suas festas rave na selva em noites de lua cheia. Um grande número de israelitas, a maior parte deles acabados de sair do serviço militar, dançam ao som de música psicadélica em noites de lua cheia e fumam haxixe.[129]

Bangalore é baptizada como o Silicon Valley da Índia e transformou-se num ponto de encontro de rave[131] . Foi efectuado um estudo sobre crianças que trabalhavam no sector não organizado como apanhadores de trapos, vendedores, caixeiros-viajantes, e algumas tinham biscates em oficinas de reparação de veículos e casas de restauração. As raparigas eram frequentemente empregadas em fábricas de 'beedi', mas uma grande parte tinha sido pressionada para o trabalho sexual comercial assim que chegou às ruas de Bangalore, o que revelou 281 crianças que foram avaliadas quanto ao consumo de drogas, 197 eram consumidoras de drogas e 84 não consumidoras.[132]

Por conseguinte, sugere-se que a toxicodependência tenha tomado conta de toda a nação e que os seus efeitos nocivos sejam tratados imediatamente e também pelas gerações vindouras.

EFEITOS ORAIS E SISTÉMICOS DO ABUSO DE SUBSTÂNCIAS

A interação biológica das drogas com a fisiologia normal do corpo humano e os seus efeitos na função cerebral resultam num espetro de efeitos psicologicamente viciantes e deletérios para a saúde sistémica e oral.

A toxicodependência tem sido associada a várias doenças sistémicas, frequentemente associadas a alterações degenerativas relacionadas com a idade, incluindo osteoporose, co-morbilidades neuropsiquiátricas e supressão da neurogénese[-133] , anemia dilucional, redução da contagem de espermatozóides[-134]], envelhecimento acelerado do cabelo e doenças coronárias e biliares. Além disso, se a saúde oral for tida em consideração, os factores[-29] que têm sido frequentemente atribuídos a doenças dentárias incluem a xerostomia, a erosão dentária grosseira[-135] , a lise óssea franca[-136] , a preferência por alimentos doces, a má higiene oral e a ação imunossupressora. Foi observado um comprometimento da capacidade regenerativa vigorosa das células estaminais, crítica para as fases de cicatrização da doença dentária e periodontal, e de toda a divisão celular [137,138] devido ao abuso de substâncias. A razão para as alterações é provavelmente a potenciação da apoptose pela maioria das drogas que causam dependência, quer actuando isoladamente quer em combinação. Estas alterações são consistentes com a diminuição da atividade regenerativa das células estaminais que acompanha a dependência. Assim, a demonstração comparativa formal de que a dependência tem um efeito na saúde dentária tem um significado potencial não só para os cuidados e a prática dentária, mas também para uma melhor compreensão de uma série de doenças orais e sistémicas na população em geral, incluindo o próprio processo de envelhecimento. Além disso, é sabido que os toxicodependentes de todos os tipos têm uma elevada mortalidade, fratura envolvendo a mandíbula, a órbita, o nariz ou o osso da face[-139] mostrou que quase metade dos doentes (45%) referiu o consumo de drogas ilegais nos 30 dias anteriores. A marijuana/hashish foi a droga mais frequentemente referida como a droga principal (30%), mas os doentes também referiram anfetaminas, opiáceos e crack como a droga mais frequentemente consumida. 40,2% dos doentes apresentavam uma concentração de álcool no sangue (TAS) positiva na admissão .[-139]

Resumimos abaixo os efeitos do abuso de substâncias na saúde geral e oral de um indivíduo.

OPIATOS:

O seu efeito no sistema nervoso central é essencialmente sedativo e analgésico. As pessoas que abusam desta droga podem fazê-lo pelos seus efeitos eufóricos e pelo alívio da tensão, embora o consumo crónico de opiáceos possa ser acompanhado por uma depressão crescente (Mirin et al., 1988). Cherubin et al., 1976; Mangla et al., 1976 afirmaram que os "testes de função hepática" são frequentemente elevados nos toxicodependentes de narcóticos, o que sugere a possibilidade de efeitos hepatotóxicos diretos dos opiáceos administrados por via parentérica ou dos seus contaminantes (Ireton et al., 1974) .[1]

Quanto aos efeitos na cavidade oral, verificou-se que estes são sobretudo conhecidos pela hipofunção salivar entre os toxicodependentes, o que leva a xerostomia, ardor na boca, alteração do paladar, dificuldades alimentares e infecções da mucosa. Nos consumidores de opiáceos, é comum a perda de dentes devido a extracções dentárias. As lesões cervicais típicas (cáries) são mais escuras e normalmente limitadas às superfícies vestibulares e labiais (superfície lisa). Outras condições orais relacionadas incluem bruxismo, candidose e displasia da mucosa. O padrão pode ser patognomónico de abuso de heroína[140] . Uma negligência pessoal geral combinada com uma falta de dinheiro pode levar um consumidor de opiáceos a consumir uma dieta composta em grande parte por alimentos de conveniência ricos em açúcares simples, sendo este comportamento diretamente modulado pelos receptores opióides centrais, muito provavelmente os receptores k e m.[141] O impacto de uma higiene oral deficiente e de uma preferência gustativa alterada por alimentos doces no desenvolvimento de lesões cariosas é agravado pelos efeitos xerostómicos dos opiáceos e dos medicamentos .[140]

Acredita-se que **a MORFINA** deprime o sistema imunitário celular do corpo e que os defeitos das células T têm sido associados a um aumento das infecções orais fúngicas e virais, o que está mais frequentemente associado ao avanço da doença periodontal (Kinane et al., 1989), que surge sob a forma de periodontite do adulto ou gengivite necrosante. Westerhoff et al. (1983) relataram hiperpigmentação da língua com ou sem ulceração em 9 de 47 indivíduos que fumavam heroína e metaqualona e inalavam os vapores. Histologicamente, estas lesões eram consistentes com uma erupção fixa provocada por drogas .[1]

HEROÍNA: é injectada por via intravenosa, subcutânea, oral ou nasal (Westerhof et al.,1983). As complicações da sobredosagem incluem sobredosagem, endocardite infecciosa e outras infecções, embolias pulmonares, fibrose e hepatite ou outros distúrbios hepáticos (Briggs et al., 1967; Black et al.,1979; Luria et al., 1967), depressão respiratória, coma, hipotensão e bradicardia. A sobredosagem pode ser revertida com naloxona (Narcan) e os sintomas de abstinência são tratados com metadona ou clonidina (Catapres) .[1]

Afecta a saúde oral, uma vez que o consumo abusivo de heroína aumenta o número de dentes cariados, perdidos e obturados, o que pode ser atribuído à desnutrição crónica, à falta de higiene oral devido a uma função motora deficiente e à neuropatologia secundária a infeção, vasculite, embolia séptica, embolia trombótica, depressão respiratória prolongada induzida pela heroína, hipotensão, compressão vascular posicional, parkinsonismo agudo e leucoencefalopatia espongiforme .[142]

METHADONE[143] : É um agonista sintético de ação prolongada dos receptores opiáceos p no cérebro e pode ser administrado como terapia de manutenção para a dependência de opiáceos .[144]

As manifestações orais dos doentes em manutenção com metadona podem ser a supressão da secreção salivar, que é mediada por uma sinalização periférica desordenada nos receptores muscarínicos parassimpáticos, ou centralmente nos centros salivares primários[140] . Provoca acumulação generalizada de placa bacteriana devido a uma saúde oral deficiente e cáries cervicais vestibulares altamente coradas nos dentes caninos e pré-molares inferiores. O tratamento pode levar à imunossupressão. Os opiáceos exógenos têm sido associados à imunossupressão (suprimem a atividade dos macrófagos para o fungo Candida albicans)[26] , enquanto os opiáceos endógenos têm sido relacionados com a sinalização imunitária fisiológica. A imunossupressão e a má nutrição conduzem à suscetibilidade a infecções crónicas (como o VIH). Estudos em animais indicaram que o tratamento crónico com metadona e a retirada repetida prejudicam ainda mais a função cognitiva e aumentam a expressão de proteínas relacionadas com a apoptose. Os consumidores de metadona mostraram uma ativação dos receptores opióides p e k[145] , o que reforça as vias de recompensa geradas pelos alimentos favorecem uma ingestão elevada de açúcares e uma ingestão reduzida de fibras. O resultado será uma elevada acumulação de biofilme de placa bacteriana e cáries dentárias. Como também se sabe que causa alguma analgesia através da ativação dos receptores opióides p, torna-se uma opção valiosa na gestão da dor crónica[146] . Estes doentes têm perturbações concomitantes do humor, da personalidade e da ansiedade (ansiedade dentária, fobia de agulhas, etc.). Os doentes em terapia de manutenção com metadona podem apresentar desafios comportamentais e psicossociais que criam obstáculos ao acesso aos cuidados de saúde oral. Sheedy,1946 comparou o efeito prejudicial da metadona na cavidade oral e cunhou o termo "**Boca de Metadona**" (Fig. 2) para caraterizar as condições de saúde oral extremamente precárias da maioria dos indivíduos em TMM de longa duração, particularmente com a rápida destruição dos dentes devido a uma atividade cariosa agressiva .[146]

COCAÍNA: O abuso de cocaína pode provocar efeitos psicopatológicos graves, como delírio, paranoia, ansiedade ou depressão, esquizofrenia ou mania (psicose da cocaína) (Friedlander e Gorelick, 1988). A toxicidade pode produzir ansiedade, convulsões, hipertensão, eritema cardíaco e aumento da temperatura corporal. (Friedlander e Gorelick, 1988; Jenike, 1991; Cregler e Mark, 1986; Pastemack et al, 1985; Pallasch et al, 1989; Lee et al, 1991; Leary e Johnson, 1987). Podem ocorrer angina atípica, isquemia do miocárdio, enfarte e morte (Cregler e Mark, 1986; Cregler e Mark, 1985; Mathias, 1986). O snifar de cocaína em pó por via intranasal resulta frequentemente em irritação da mucosa nasal, provocando espirros, inalação, rinite e ulceração ou perfuração do septo nasal após uma utilização prolongada e intensa (Lee et al., 1991).(Fig. 13)

Se forem observados efeitos orais**,** a cocaína pode provocar perturbações do movimento e manifestar-se como coreia transitória. Além disso, a discinesia bucolingual, que é vulgarmente conhecida como "dança do crack" ou boca torcida, também pode estar presente[142] . O consumo de cocaína aumenta o risco de uma emergência médica durante o tratamento dentário, especialmente quando é utilizado um anestésico local com adrenalina ou um fio de retração. Isto pode aumentar o risco de complicações cardiovasculares durante o tratamento dentário. O tratamento dentário deve ser adiado durante 6-24 horas após o consumo de drogas como a cocaína. Os consumidores de cocaína são mais propensos a infecções orais devido aos seus efeitos imunossupressores. Os efeitos vasoconstritores da droga resultaram na perda de ligação na área local e na recessão grave do tecido periodontal bucal associado [148] . O efeito necrosante da cocaína na mucosa oral e o consequente aparecimento de comunicação oronasal devido à necrose isquémica do palato .[-149]

CANABINÓIDES HAXIXE E MARIJUANA

Os canabinóides exercem o seu efeito através da interação com receptores específicos acoplados à proteína G da membrana celular, denominados receptores canabinóides. A cannabis exerce os seus efeitos no organismo através da interação com receptores endógenos específicos, CB1 e CB2. Estes receptores modulam normalmente a atividade neuronal, afectando os segundos mensageiros e os sistemas de transporte de iões. Os receptores CB1 estão localizados no sistema nervoso central (cerebelo, cérebro e hipocampo). Os receptores CB2 são expressos em certas células não neuronais, como as células do sistema imunitário, predominantemente os macrófagos. Como existem muito poucos receptores CBi no tronco cerebral, as funções vitais não são afectadas pelo consumo de cannabis.

A cannabis[1] pode ser fumada como um cigarro ou num cachimbo. O principal componente eufórico da cannabis é o A-9-tetrahidrocanabinol (THC). O consumo de cannabis pode produzir efeitos adversos no cérebro, provocando uma reação aguda de pânico ou uma psicose tóxica, como paranoia aguda ou mania com delírios e alucinações associados. Não foi confirmada a existência de uma psicose específica da canábis, como a síndrome amotivacional (Hollister, 1986). Recentemente, verificou-se que a marijuana é capaz de retardar a maturação dos monócitos, o que talvez explique parcialmente a sua capacidade de prejudicar as funções do sistema imunitário (Tennant etal., 1971; Stockwell, 1988). Também foi registada uma diminuição do número de linfócitos T e B, embora estes efeitos pareçam ser temporários e reversíveis após a cessação do consumo da droga (Yahya e Watson, 1987; Nahas, 1986)

Tosse crónica, produção de expetoração e pieira; aumento da frequência de bronquite aguda, obstrução crónica do fluxo de ar e aumento do risco de infecções respiratórias oportunistas em doentes imunocomprometidos. Associada a um comprometimento da função cognitiva, a consequências para o feto e para o desenvolvimento, a efeitos cardiovasculares, a complicações respiratórias e pulmonares, como tosse crónica e enfisema, a uma função imunitária comprometida e ao risco de desenvolver cancro da cabeça, do pescoço ou do pulmão.[150] Aspectos farmacológicos nos últimos anos devido às suas propriedades anticonvulsivas, ansiolíticas, antipsicóticas, antináuseas e antiartríticas Nos seres humanos, o consumo habitual de marijuana está associado a sintomas de bronquite crónica, a um aumento da frequência de episódios de bronquite aguda, extensa histopatologia do epitélio traqueobrônquico, incluindo alterações correlacionadas com o desenvolvimento subsequente de malignidade em fumadores de tabaco[151] , lesões do ADN[152] , e anomalias na estrutura e função dos macrófagos alveolares, células-chave no sistema de defesa imunitária do pulmão[153,154] . Outras provas sugerem também que a marijuana pode predispor ao desenvolvimento de cancro do trato respiratório .[155]

Por via oral, se virmos, pode produzir hiperemese canabinóide (episódios frequentes de vómitos) provoca erosão dos dentes. No abuso crónico de metanfetaminas, que conduz à "**boca de metanfetamina**" (Fig. 3), caracterizada por grandes lesões cariosas nas zonas bucais de superfície lisa e dentes fracturados devido ao aumento da atividade motora. É importante notar que também foi registado um nível significativo de osteoporose numa elevada percentagem de consumidores de metanfetaminas. Por conseguinte, é possível que esta fraqueza estrutural também possa ocorrer na dentição .[142]

O fumo da cannabis actua como um carcinogéneo e pode causar lesões pré-malignas na mucosa oral. Os efeitos secundários orais associados à cannabis são a xerostomia, o leucodema e o aumento da prevalência e da densidade da Candida albicans[142] . De acordo com um relatório de um estudo, fumar e mastigar cannabis provoca alterações no epitélio oral, designadas por "estomatite por cannabis". Os seus sintomas incluem irritação e anestesia superficial do tecido membranoso oral que cobre os órgãos internos.

Tennant et al. (1971) estudaram o efeito do abuso crónico intenso de haxixe e registaram um aumento da incidência de queixas brônquicas muito semelhantes às encontradas nos fumadores de tabaco. A rinofaringite foi relativamente prevalente e, em alguns casos, aparentemente relacionada com uma reação de hipersensibilidade à droga. Há também relatos que confirmam o comprometimento respiratório com o uso pesado de maconha.[1] Warnock e Shalla (1975) descreveram uma mudança para um tipo de células epiteliais imaturas na língua e no palato de fumadores abusivos de marijuana. Edema e eritema da úvula foram relatados com o uso pesado de haxixe (Schwartz, 1984). Todas estas alterações podem estar relacionadas com o facto de a cannabis arder a uma temperatura mais elevada do que o tabaco e, por conseguinte, ser potencialmente ainda mais irritante para a mucosa oral.

O aumento da gengiva, semelhante à hiperplasia gengival induzida pela fenitoína, foi registado em conjunto com o consumo excessivo de cannabis (Baddour et al., 1984; Layman, 1978). Esta situação pode ser acompanhada por gengivite e perda de osso alveolar. A leucoplasia também foi referida como uma caraterística comum do consumo excessivo de marijuana .[34]

Colon (1980) descreveu a ocorrência frequente de papilomas orais em 3 grupos de pacientes encarcerados que eram grandes consumidores de marijuana e que apresentavam uma higiene oral deficiente. As lesões localizavam-se em sítios orais invulgares, como a gengiva lingual, que normalmente não estão expostos a traumas extensos ou a irritação crónica.

Donald (1986) apresentou recentemente provas clínicas que associam o consumo excessivo de marijuana a um aumento da incidência de carcinoma de células escamosas. O fumo da marijuana está associado a alterações displásicas no epitélio da mucosa bucal (células escamosas anucleadas, formas de células imaturas, aumento do pleomorfismo nuclear e aumento da atividade mitótica e anomalias). O aumento da incidência de candidíase intra-oral em pessoas que fumam cannabis pode dever-se aos hidrocarbonetos presentes na marijuana, que actuam como fonte de energia para certos tipos de espécies de Candida.

O tratamento dentário em pacientes intoxicados pode resultar em ansiedade aguda, disforia e pensamentos paranóicos de tipo psicótico. A utilização de soluções anestésicas locais contendo epinefrina pode prolongar seriamente a taquicardia já induzida por uma dose aguda de canábis .[156]

A incidência de cáries grosseiras foi maior do que o normal, um padrão distinto de cáries semelhante ao observado na cárie da primeira infância[1,34,38] ; especificamente, as cáries estão localizadas nas superfícies lisas vestibulares dos dentes e nas superfícies interproximais dos dentes anteriores. Os dentes dos utilizadores de AM foram descritos como "enegrecidos, manchados, a apodrecer, a desfazer-se ou a cair aos bocados"[2] . Outros factores de risco incluem a composição ácida do AM e a capacidade da droga para aumentar a atividade motora, como a mastigação excessiva, o ranger de dentes e o apertamento, que contribuem para a destruição de uma dentição comprometida .[38]

A metanfetamina actua nos receptores alfa e beta adrenérgicos. A estimulação dos receptores alfa na vasculatura das glândulas salivares produz vasoconstrição e reduz o fluxo salivar. minimiza as capacidades protectoras normais da saliva e aumenta o risco de cáries e de desmineralização.

O cancro oral relacionado com a cannabis ocorre normalmente no pavimento anterior da boca e na língua. O fumo da marijuana está associado a alterações displásicas no epitélio da mucosa bucal (células escamosas anucleadas, formas celulares imaturas, aumento do pleomorfismo nuclear e aumento da atividade mitótica e anomalias). O aumento da incidência de candidíase intra-oral em pessoas que fumam cannabis pode dever-se aos hidrocarbonetos presentes na marijuana, que actuam como fonte de energia para certos tipos de espécies de Candida .[34]

ÁLCOOL : O álcool tem efeitos na cavidade oral, causando cancro da orofaringe, cáries, perda de dentes e um maior risco de desenvolvimento de problemas periodontais, incluindo infeção gengival, aumento da profundidade das bolsas e perda de aderência, que foram identificados em alcoólicos[9] . O álcool prejudica a função dos neutrófilos e aumenta a produção de citocinas inflamatórias pelos monócitos, como o fator de necrose tumoral alfa (TNF *a),* as interleucinas 1 e 6, na fenda gengival, contribuindo para o crescimento excessivo de bactérias e para o aumento da penetração bacteriana que pode levar à inflamação periodontal. E, por último, o álcool pode ter um efeito tóxico direto no tecido periodontal semelhante a outros tecidos da orofaringe[148] . Os alcoólicos, apesar de reportarem uma frequência de escovagem semelhante, escovavam menos eficazmente do que os não alcoólicos. Além disso, a escovagem dos dentes no grupo de alcoólicos não beneficiou a sua saúde oral (medida pelos níveis de ligação clínica periodontal e pela percentagem de dentes cariados). Estes resultados sugerem que os alcoólicos são incapazes de praticar adequadamente a higiene dentária básica. Isto pode ser explicado pela diminuição da atividade motora associada ao consumo prolongado e excessivo de álcool. Também pode estar relacionado com o uso de escovas de dentes duras. As cerdas mais rígidas de uma escova de dentes dura podem ser menos eficazes para alcançar entre os dentes e remover a placa bacteriana[157] . Num estudo realizado (Dasanayake et al, 2010), concluiu-se que a experiência de cárie (componente "D" do CPOD) nos consumidores de álcool era significativamente mais baixa do que nos consumidores combinados de álcool e drogas. O valor foi mais elevado apenas para os toxicodependentes. Este facto é atribuído à conversão do etanol em acetaldeído por oxidação microbiana na saliva, o que altera significativamente a capacidade cariogénica da boca. Altera a flora oral cariogénica e reduz os seus níveis e também que o álcool aumenta a libertação de flúor dos materiais de restauração -[1158]]. A exposição pré-natal ao álcool provoca um conjunto contínuo de efeitos. O fenótipo mais grave, a síndrome alcoólica fetal (SAF), afecta a forma do rosto, o crescimento e o comportamento neurológico. As caraterísticas faciais são: fissuras palpebrais curtas, filtro liso, vermelhão do lábio superior fino, ponte nasal e glabela planas, achatamento malar (arco zigomático anterior), micrognatia e retrognatia, largura zigomática e goníaca reduzida, pregas cantálicas internas e largura do nariz aumentada. Na cabeça, o efeito é de circunferência reduzida (#10º percentil) e anormalidade estrutural do SNC.[-159]] As implicações dentárias para o alcoólico incluem a necessidade de um exame oral minucioso devido ao risco acrescido de cancro oral, monitorização dos autocuidados orais (a negligência dos cuidados orais é comum) e questionamento sobre um historial de doença hepática e subsequentes problemas hemorrágicos. O fígado doente é incapaz de armazenar níveis adequados de vitamina K e a conversão desta vitamina em factores de coagulação é reduzida. Isto reduz os níveis dos factores de coagulação dependentes da vitamina K (II, VII, IX e X) e aumenta a hemorragia. Outras condições comórbidas incluem trombocitopenia, varizes esofágicas, hemorragia espontânea e distensão abdominal associada à insuficiência hepática. Os fármacos utilizados em medicina dentária que são metabolizados no fígado são os anestésicos locais amida e as benzodiazepinas. Estes fármacos podem ter um metabolismo reduzido e os níveis sanguíneos não baixam tão rapidamente como no doente normal. As doses únicas do fármaco não requerem redução, mas pode ser necessário reduzir as doses repetidas ou prolongar o intervalo entre as doses, para evitar níveis sanguíneos excessivos. Os médicos podem aconselhar aconselhamento para a toxicodependência quando o cliente que abusa admite .[142]

FOLHAS DE QAT[142] são mantidas na prega mucobucal e a sua mastigação durante várias horas provoca a libertação de agentes psicoactivos semelhantes à anfetamina, induzindo a libertação de dopamina. É frequentemente acompanhada pelo consumo de tabaco. As doenças orais associadas à mastigação de qat incluem a periodontite, a leucoplasia oral e o cancro oral·

As DROGAS DE CLUBE, INCLUINDO A METILENODIOXIMEAMPETAMINA (MDMA), A KETAMINA, O GAMMA-HIDROXIBUTIRATO E O FLUNITRAZEPAM, são substâncias químicas utilizadas principalmente por jovens em contextos recreativos, como clubes de dança e festas rave. Por exemplo, a secura da boca e o bruxismo após a utilização de MDMA podem agravar as condições orais e resultar em cáries dentárias e desgaste dos dentes. O aumento do risco de erosão dentária nestes doentes está associado ao consumo de grandes quantidades de bebidas açucaradas ácidas para aliviar a xerostomia e a desidratação após o consumo desta droga em festas de dança.

HALLUCINOGENS[1] : Os pacientes podem experimentar fortes sentimentos de introspeção ou despersonalização, mas uma psicose tóxica pode também estar associada a comportamentos bizarros, excitação extrema ou reação de pânico. Por vezes, os doentes podem necessitar de hospitalização durante semanas devido a psicoses pós-agentes prolongadas (Jenike, 1991)

Complicações orais, incluindo boca seca, bruxismo e problemas associados à má nutrição causada pela anorexia induzida pela droga. Os consumidores abusivos de ecstasy referem mais frequentemente ter secura da boca, dormência, dificuldade em abrir a boca, vontade de mastigar algo, hábito de ranger ou apertar os dentes e "dor ou sensibilidade nos músculos ou articulações da mandíbula" do que devido a uma atividade excessiva das articulações temporomandibulares ("dor ou sensibilidade na mandíbula")[24] Efeitos secundários orofaciais, como perfuração do septo nasal, perfuração do palato, envolvimento gengival, erosão e desgaste excessivo dos dentes. Estes efeitos secundários foram notificados especialmente com a utilização concomitante de ecstasy. Além disso, foram relatados casos de envolvimento das mucosas, como úlceras, inchaço vestibular, edema e necrose, em utilizadores de ecstasy[[160,161]].

GHB **(gama-hidroxibutirato)** O GHB está disponível sob a forma de líquido transparente, pó branco

(dissolvido em água), comprimido ou cápsula e pode ser fabricado em residências particulares com ingredientes e receitas obtidos na Internet[[14]]. Os nomes de rua incluem "G", "Liquid Ecstasy", "Scoop", "Easy Lay", "Georgia Home Boy", "Grievous Bodily Harm", "Liquid X", "Goop", "Gib", "Soap" e "Nitro"[[162]]. A sobredosagem é comum devido ao facto de a concentração da solução ser frequentemente desconhecida. A toxicidade do GHB aumenta se for tomado com álcool ou outro depressor do SNC, com caraterísticas de indução do sono, tremores, agitação, convulsões, sintomas gastrointestinais, depressão do SNC e respiratória, tonturas, confusão, alucinações, apneia, bradicardia, inconsciência, coma súbito reversível com despertar abrupto e violência, morte[[163]].

O GHB tem sido implicado pela sua utilização em associação com agressões sexuais porque as vítimas têm dificuldade em resistir à agressão devido ao nível de intoxicação produzido. Os problemas de memória associados e o facto de desaparecer rapidamente do corpo (no espaço de 12 horas) dificultam a deteção e aumentam a complexidade das tentativas de acusação, razão pela qual o GHB recebeu o infame rótulo de droga de "violação de encontro"[[131]]. Tem-se gerado muito interesse relativamente às dificuldades de condução causadas pelo GHB. Verificou-se que os dois sintomas que mais frequentemente causam dificuldades de condução são a perda rápida de consciência ou o início de estupor, conhecido entre os utilizadores como "G-napping", e períodos de amnésia anterógrada .[164]

A cetamina, um derivado da fenciclidina, é um anestésico que foi aprovado para uso humano e animal, tanto em traumatologia e cirurgia de emergência como em medicina veterinária. A cetamina ilícita é também conhecida por Special K, Vitamin K, K, kit-kat, keets, super acid, super K, cat valiums e jet. Um método típico utiliza um inalador nasal, chamado "bullet" ou "bumper"; uma inalação é chamada "bump". A cetamina é frequentemente consumida em misturas com metanfetaminas, cocaína, citrato de sildenafil (Viagra) ou heroína[165] . Os efeitos devidos à utilização abusiva crónica incluem dificuldades cognitivas em áreas como a atenção, a aprendizagem e a memória. A sobredosagem pode provocar um aumento do ritmo cardíaco, hipertensão, perturbações cognitivas e psicomotoras, náuseas, depressão respiratória, imobilidade, ansiedade, dissociação, depressão, flashbacks recorrentes, delírio, amnésia, sintomas esquizofrénicos, perda de consciência, depressão respiratória, catatonia e morte .[131]

Rohypnol: O rohypnol apresenta-se sob a forma de comprimido e é normalmente tomado por via oral, embora existam também relatos de que é moído e snifado[166] . Os nomes de rua incluem Roofies, Rophies, Roche, Forget-me Pill, Circles, Mexican Valium, Rib, Roach-2, Roopies, Rope, Ropies, Ruffies e Roaches.

INALANTES

Os efeitos agudos incluem desorientação rápida mas de curta duração, incapacidade de conduzir, dores de cabeça, tonturas, fraqueza, irritabilidade, distorção visual, alucinações, perda de consciência e asfixia. Os sinais sugestivos de abuso agudo de inalantes incluem a presença de odor ou resíduos da substância consumida, espirros, tosse, corrimento nasal, fala arrastada, falta de equilíbrio e coordenação e nistagmo do olhar. A tolerância desenvolve-se frequentemente, causando a necessidade de doses cada vez maiores. A utilização prolongada pode provocar lesões cerebrais permanentes. A morte pode ocorrer por falta de produção de células sanguíneas ou por asfixia. Letargia, depressão e sintomas comportamentais semelhantes ao delirium tremens foram observados durante a abstinência do uso frequente de produtos contendo tolueno.

ESTIMULANTES (medicamentos sujeitos a receita médica. Por exemplo, a metanfetamina, também conhecida como cloridrato de metanfetamina ("ice", "glass", "Tina", "Christine", "yaba" e "crazy medicine"), é uma forma purificada de metanfetamina que é frequentemente consumida porque causa uma sensação de bem-estar, combate a sonolência, suprime o apetite e é relativamente fácil de obter. A tolerância desenvolve-se com razoável rapidez. As formas de administrar a droga podem ser fumada ou injectada, o que provoca no consumidor uma sensação de adrenalina intensa ou "flash" que dura apenas alguns minutos, mas que é extremamente prazerosa, seguida de uma fase de euforia prolongada ou "high". O snifar produz euforia, mas não adrenalina, em 3 a 5 minutos, ao passo que o uso oral produz efeitos em 15 a 20 minutos. A duração do efeito varia consoante a quantidade consumida - .[125]

Actuam alterando os níveis de determinados neurotransmissores do SNC. Estimulam a libertação e bloqueiam a recaptação da dopamina, da norepinefrina e da serotonina em várias zonas do cérebro, incluindo o núcleo accumbens, o córtex pré-frontal e o striatum (uma zona do cérebro envolvida no movimento), o que conduz à degeneração neurológica e à neurotoxidade[-25]].

Os efeitos sistémicos a curto prazo incluem a intensificação das emoções, a euforia, o aumento do estado de alerta, a insónia, a hiperatividade, a diminuição do apetite, o aumento da respiração e a hipertermia. Os efeitos a longo prazo podem incluir dependência psicológica (mas não física) e dependência, eventos cardiovasculares e acidentes vasculares cerebrais, imunomodulação, hipertensão, perda de peso, comportamento violento, ansiedade, confusão, paranoia, alucinações auditivas e visuais, perturbações do humor e delírios (por exemplo, formigueiro, a sensação de insectos a rastejar na pele), que podem contribuir para pensamentos e acções homicidas ou suicidas. Além disso, o abuso crónico pode provocar a depleção de monoaminas no cérebro, o que pode ter um efeito negativo na cognição e na aprendizagem. Uma outra consequência potencial do consumo prolongado de AM, devido a danos no sistema dopaminérgico, pode ser um aumento do risco de doença de Parkinson (caracterizada por uma perda progressiva de neurónios dopaminérgicos nas regiões do cérebro envolvidas no movimento) com o avançar da idade[[1]] . Estes agentes simpaticomiméticos induzem taquicardia, vasoconstrição e aumento da pressão arterial. Foram notificados casos de vasculite local ou sistémica e de insuficiência renal (Jenike, 1991). Os sintomas de intoxicação podem incluir dores de cabeça, náuseas, tremores das extremidades, anorexia e dilatação das pupilas.

Assim, para concluir, os efeitos de cada droga são adversos. Não é seguro tomar medicamentos, tendo em conta os seus efeitos secundários sistémicos e orais (tanto a curto como a longo prazo) e o seu potencial de dependência. Assim, se o médico ou o dentista observarem qualquer sinal deste tipo, este deve ser tratado imediatamente com cuidado.

TRATAMENTO PARA TOXICODEPENDENTES

O tratamento da toxicodependência não tem uma linha de ação bem definida que possa ser substituída por uma "cura" para todos os doentes. Depende da razão pela qual a pessoa começou a consumir drogas e as modalidades de tratamento bem sucedidas tratam um doente em todos os aspectos, nomeadamente físico, social, emocional, financeiro e psicológico. Os princípios que podem ser seguidos para cada doente são a minimização dos danos causados às pessoas e a resolução dos problemas relacionados com o consumo individual de drogas. Antes de iniciar qualquer tratamento para a toxicodependência, é importante fazer um rastreio dos doentes, que pode ser efectuado através de breves questionários escritos, orais ou informatizados. Alguns exemplos são: o questionário CAGE de quatro perguntas [167] (Ewing, 1984) e o Alcohol Use Disorders Identification Test (AUDIT) (Babor et al., 1992)[168] ; dos questionários de rastreio do álcool, o questionário TWEAK[169] foi modificado para conhecer as perturbações de abuso de substâncias em mulheres grávidas. São obrigatórias duas qualidades, a saber, a "Sensibilidade" [170], que se refere à capacidade do instrumento de despistagem para identificar casos verdadeiros da doença visada numa determinada população, e a "Especificidade" [170] , que se refere à capacidade de um instrumento para identificar pessoas que não têm a perturbação. Além disso, os casos são divididos em falsos positivos (identificar pessoas que não têm a doença como tendo-a), que tendem a aumentar à medida que a sensibilidade aumenta, e falsos negativos (casos não detectados), que tendem a aumentar à medida que a especificidade aumenta. Os instrumentos de rastreio devem ser eficazes em termos de custos, aceitáveis para o doente e fáceis de administrar. Após o rastreio, o doente deve ser enviado para tratamento adequado para deixar de fumar. A estrutura de tratamento inclui uma ala especializada no hospital ou uma clínica independente de tratamento da toxicodependência, para a qual é nomeada uma equipa multidisciplinar que inclui um médico, pessoal de enfermagem (psiquiatras gerais e comunitários) e um assistente social. No entanto, um estudo publicado no Psychiatric Quarterly(1993)[171] revelou que os toxicodependentes que frequentavam programas de tratamento em regime ambulatório tinham quatro vezes mais probabilidades de sofrer uma recaída precoce do que as pessoas que frequentavam um tratamento em regime de internamento (residencial) para a toxicodependência. O aconselhamento deve ser dado a indivíduos ou pode ser efectuado um esforço conjunto pelo doente e pelos seus familiares. Deve ser dada ênfase à recuperação precoce, à manutenção da atitude de abstinência e à prevenção de recaídas.

Farmacoterapia[140,143,144] : incluiria o alívio sintomático para regular os padrões de sono (através de tranquilizantes maiores e menores), antieméticos e antidiarreicos (loperamida), anticonvulsivantes (diazepam), multivitaminas, analgésicos narcóticos (cloridrato de napsilato de dextropropoxifeno). A naloxona é utilizada para o diagnóstico e o tratamento da dependência de heroína, A metadona líquida oral e os comprimidos de buprenorfina sublingual são os medicamentos mais utilizados para o tratamento de manutenção dos agonistas opiáceos. (Em média, as doses de manutenção de metadona devem situar-se entre 601 e 20 mg por dia. As doses médias de manutenção de buprenorfina devem ser de pelo menos 8 mg por dia). A naltrexona pode ser útil na prevenção de recaídas nas pessoas que deixaram de consumir opiáceos, em especial naquelas que já estão motivadas para se absterem do consumo de opiáceos. Antidepressivos como a amitriptilina ou a doxepina, agonistas alfa-2 adrenérgicos (clonidina, lofexidina e guanfacina). Deve ser feito um rastreio dos doentes com co-morbilidades psiquiátricas, somáticas e infecciosas (VIH, hepatite, tuberculose)

Tratamento em regime de internamento: tem por objetivo desenvolver e transformar um toxicodependente emocionalmente imaturo numa pessoa com identidade própria, sem comportamentos desviantes, anti-sociais ou criminosos e com mecanismos de adaptação e capacidade de comunicação intactos. A duração do tratamento varia entre 8 e 18 meses, incluindo terapia de grupo, terapia vocacional ou ocupacional e terapia comportamental. Por exemplo, *as Comunidades Terapêuticas* (CTs) são programas altamente estruturados em que os pacientes permanecem numa residência, normalmente durante 6 a 12 meses. As CT diferem de outras abordagens de tratamento principalmente pelo facto de utilizarem a comunidade - o pessoal de tratamento e as pessoas em recuperação - como agente-chave de mudança para influenciar as atitudes, as percepções e os comportamentos dos doentes associados ao consumo de droga. Atualmente, as CT também estão a ser concebidas para responder às necessidades das mulheres grávidas ou com filhos. O foco da CT é a ressocialização do paciente para um estilo de vida livre de drogas e de crime[173] . O exercício físico tem demonstrado ser benéfico para diversas condições médicas e comportamentais. A aptidão física deve ser incorporada como parte integrante dos indivíduos em tratamento residencial que recuperam da dependência de metanfetaminas, uma vez que demonstraram melhorias substanciais no desempenho do exercício aeróbico, na força e resistência muscular e na composição corporal com o treino de exercício.

Terapia de relaxamento[174,175,176,178] : em que os pacientes aprendem a manter o corpo e a mente calmos e esta técnica ajuda a aliviar a insónia, outros problemas psicológicos como a tensão muscular, sentimentos de disforia e ansiedade. **A meditação mindfulness** pode ser considerada uma abordagem promissora para o tratamento de perturbações que causam dependência[175]. A "atenção plena" foi definida como a concentração intencional, aceitável e sem juízos de valor da atenção nas emoções, pensamentos e sensações que ocorrem no momento presente. Este controlo intencional da atenção pode ser aprendido através do treino de técnicas como a meditação. A abordagem "observar e aceitar", caraterística da meditação, refere-se a estar totalmente presente e atento à experiência atual, mas sem estar preocupado com ela. Assim, a meditação pode tornar-se uma posição mental para ser capaz de separar uma determinada experiência de uma emoção associada[178] e pode facilitar uma resposta hábil ou consciente a uma determinada situação. A meditação é muitas vezes contrastada com o funcionamento mental quotidiano e habitual ou com o estar em "piloto automático". Como tal, a meditação pode ser uma técnica valiosa para as pessoas afectadas por perturbações relacionadas com o consumo de substâncias, cuja condição está muitas vezes associada a pensamentos, emoções e sensações indesejáveis (por exemplo, o desejo), a tendência para estar em "piloto automático" e a preocupação com a "próxima dose", em vez de "estar no momento presente". A meditação pode também ser uma componente da manutenção do equilíbrio do estilo de vida, sendo que as competências adquiridas na meditação complementam e melhoram os efeitos deletérios das Perturbações do Uso de Substâncias.

Acupunctura[179] : A acupunctura é uma prática que consiste em inserir agulhas sólidas e finas em pontos específicos documentados do corpo para tratar diferentes doenças e é praticada na China desde 2500 a.C. As agulhas de acupunctura são manipuladas manualmente ou através de um estimulador elétrico, a "ElectroAcupunctura" (EA). A acupunctura baseia-se na complexa teoria de que uma energia (Qi) flui através dos meridianos em cada órgão e a maioria dos pontos de acupunctura estão localizados ao longo de um desses meridianos. Uma vez que as doenças são causadas por um desequilíbrio ou perturbação do Qi, o agulhamento destes acupontos pode harmonizar o Qi e curar doenças. Os métodos mais recentes para estimular os pontos de acupunctura incluem a aplicação de corrente eléctrica a eléctrodos cutâneos sobre os pontos, a aplicação de luz laser sobre os pontos ou a pressão dos dedos para massajar pontos selecionados. Além disso, foram descritos muitos pontos novos e microssistemas inteiros de pontos para partes específicas do corpo, por exemplo, a acupunctura do couro cabeludo e a acupunctura da orelha (acupunctura auricular) -[1180]]. A investigação moderna está a confirmar a eficácia da acupunctura auricular na analgesia e nas doenças relacionadas com a ansiedade, no alívio dos sintomas de abstinência, no tratamento da dependência da nicotina e das perturbações relacionadas com o abuso de substâncias[181]. Pode corrigir perturbações do sono, diarreia, vómitos, dores nas articulações, taquicardia, hiperventilação e transpiração.

Outras terapias incluem a **hipnose, a terapia de agulhas de pressão**, na qual são inseridas agulhas redondas em vários pontos do corpo e é pedido ao doente que as pressione sempre que sentir abstinência, **o biofeedback**, que se concentra na modificação direta das respostas fisiológicas e visa prevenir a recorrência de respostas fisiológicas desagradáveis/negativas, em particular as ondas alfa do eletroencefalograma (EEG) ou a resposta galvânica da pele (GSR), que indicam transpiração. **O Electrosleep** utiliza uma corrente eléctrica de baixa tensão passada através do cérebro, utilizada para tratar sintomas ligeiros de abstinência, produzindo assim uma sensação de bem-estar ou euforia.

Os dentistas são pessoas que podem detetar visivelmente as manifestações de toxicodependência na cavidade oral. É importante que verifiquem, informem e tratem estes casos. Além disso, é necessário ter um cuidado especial durante o tratamento dentário deste tipo de doentes e estes podem ser mantidos numa categoria especial.

Papel dos dentistas[-142,182] : Um dentista pode suspeitar do hábito de abuso de substâncias por parte de um toxicodependente, uma vez que o estilo de vida de um toxicodependente pode dificultar-lhe a realização de consultas regulares para serviços de saúde oral. Além disso, as faltas muito frequentes às consultas ou a falta de pagamento dos serviços podem dar uma pista aos dentistas sobre o abuso de substâncias. A gestão do comportamento pode ser uma tarefa hercúlea. As complicações médicas podem fazer com que o tratamento seja adiado para completar a consulta médica. A avaliação dos sinais vitais em cada consulta é obrigatória para verificar a saúde sistémica. Se forem evidentes marcas de agulhas na colocação de uma braçadeira de tensão arterial ou se a tolerância à dor estiver diminuída (o que resulta numa falha dos agentes analgésicos locais para aliviar a dor), os prestadores de cuidados de saúde oral devem exigir que qualquer pessoa suspeita de abuso de drogas assine uma declaração indicando que não foram consumidas drogas nas 24 horas anteriores). Se os toxicodependentes de opiáceos desenvolverem tolerância aos efeitos analgésicos dos opiáceos, o controlo da dor dentária pode ser difícil com analgésicos não esteróides (ibuprofeno, naproxeno). Se se suspeitar de abuso de álcool no doente dentário, o tratamento depende do facto de o doente estar intoxicado ou simplesmente apresentar sinais de abuso de álcool (rosto vermelho, olhos vermelhos, hipertrofia das glândulas parótidas, odores de álcool no hálito) ou de referir abuso de substâncias na história clínica. Um doente que compareça à consulta num estado de embriaguez deve ser remarcado. As implicações dentárias para o alcoólico incluem a necessidade de um exame oral minucioso devido ao risco acrescido de cancro oral, a monitorização dos autocuidados orais (é frequente a negligência dos cuidados orais) e o questionamento sobre uma história de doença hepática e subsequentes problemas hemorrágicos.

No doente alcoólico, os medicamentos ácidos, como a aspirina e os AINE, devem ser evitados devido ao risco de induzir hemorragias no estômago. Nestes casos, o medicamento acetaminofeno pode ser utilizado até 4 g por dia. O cliente deve ser acompanhado até ao seu domicílio por uma pessoa responsável. Esta pode ser um familiar, amigo ou prestador de cuidados. A redução do fluxo salivar pode causar aumento de cáries ou candidíase.

Por conseguinte, se necessário, devem ser recomendados agentes anticáries e, se indicado, deve ser prescrita terapia antifúngica pelo dentista. Interação entre vasoconstritores e cocaína que proíbe a utilização conjunta dos dois medicamentos. Os vasoconstritores também devem ser evitados quando a metanfetamina tiver sido utilizada nas últimas 24 horas. Este facto deve ser explicado ao doente e este deve garantir que não consumirá drogas nas 24 horas anteriores a uma consulta de higiene dentária em que esteja indicada a anestesia local com um vasoconstritor. O vasoconstritor é necessário para reduzir a hemorragia periodontal e a utilização de um anestésico local por si só pode não proporcionar a duração da anestesia ou o grau de hemostase necessário para o procedimento. Devem ser recomendados enxaguantes bucais sem álcool quando se suspeita de abuso de substâncias ou em pessoas com historial de abuso de álcool. Os profissionais podem aconselhar aconselhamento para a toxicodependência quando o cliente que abusa admite consumir drogas. Consciencialização da paranoia que acompanha a toxicodependência a longo prazo

Nos toxicodependentes de opiáceos, existe uma fobia a agulhas, especialmente nas mãos de terceiros, o que acentua ainda mais a ansiedade. Nestes casos, o clínico tem de ter em atenção a importância de gerir a ansiedade dos doentes, bem como a preocupação dentária primária. A ansiedade dentária pode tornar-se potencialmente fatal se o doente sofrer de hipo adrenocorticalismo crónico, que pode estar presente devido à alteração do metabolismo do córtex adrenal pelos opiáceos exógenos. Com o abuso crónico, pode ocorrer uma crise suprarrenal consequente a uma diminuição da reserva adrenocortical quando um utilizador de opiáceos é confrontado com stress cirúrgico. Os indivíduos serão observados em várias fases, desde estados de negligência e de doença avançada até aos que se encontram em reabilitação, incluindo os que se encontram em programas de metadona. Enquanto o primeiro grupo geralmente se apresenta apenas com dor intensa e pode revelar-se pouco fiável para cuidados contínuos, o segundo grupo, em geral, reage à prestação de cuidados de saúde oral bem estruturados, incorporando-os como um componente integral na obtenção de um estilo de vida saudável .[140]

PROGRAMAS DE TRATAMENTO DE BASE COMUNITÁRIA: foram iniciados quando as pessoas se confrontaram com a propagação do consumo de droga entre os jovens. Por exemplo, no Camboja, em 2000, foi solicitado o apoio de agências internacionais para desenvolver um programa de tratamento da toxicodependência. O plano inicial elaborado pelo Gabinete das Nações Unidas contra a Droga e o Crime consistia em criar vários centros convencionais de tratamento da toxicodependência em zonas urbanas. No entanto, durante a fase de planeamento, o projeto foi reformulado, passando a ser um programa de proximidade baseado na comunidade. Foram constituídas e formadas dez equipas de aconselhamento comunitário em zonas-piloto e, no primeiro ano de funcionamento, foram contactados 462 consumidores de droga e de álcool. Estas equipas eram constituídas por antigos consumidores de droga, familiares afectados pelo consumo de droga e pessoal de saúde. Tinham credibilidade na cena da droga, conhecimentos e ligações locais e um nível rudimentar de competência médica. Embora as Equipas de Aconselhamento Comunitário, com a sua formação básica em aconselhamento sobre toxicodependência, não estivessem ainda em posição de fornecer ou encaminhar clientes para tratamento, proporcionavam intervenções breves, organizavam grupos de autoajuda e, mais importante ainda, constituíam uma alternativa à aplicação da lei. Ao adotar uma abordagem centrada no desenvolvimento, com ênfase na comunidade, no empoderamento e na inclusão, constituem uma alternativa construtiva e inclusiva às abordagens médicas e aos centros obrigatórios de tratamento da toxicodependência.[183]

A medicina popular[60] tentou uma série de abordagens para reduzir a toxicodependência, algumas das quais utilizando de forma positiva o meio cultural em que os toxicodependentes vivem. Em vários casos, recorreu-se a curandeiros tradicionais ou a figuras religiosas para ajudar as pessoas a deixarem as drogas duras e a mudarem os seus estilos de vida. Entre eles contam-se os curandeiros na América Latina, os monges budistas na Tailândia, os acupunctores no Extremo Oriente e muitos grupos religiosos e missionários no mundo ocidental. Na Malásia, o curandeiro tradicional malaio, ou bomoh, tem-se revelado eficaz no tratamento de algumas formas de doença mental. No entanto, desde a década de 1970, muitos dos 2.000.000 bomohs existentes no país também têm sido utilizados para ajudar a prevenir a dependência e para tratar e reabilitar os toxicodependentes de heroína. Durante o tratamento, os toxicodependentes vivem no complexo do bomoh. Aí são tratados com uma mistura de remédios à base de ervas, banhos purificadores e rituais religiosos. Diz-se que os bomohs têm os seus próprios espíritos familiares para os ajudar no seu tratamento e que muitas pessoas abandonam os seus hábitos devido ao medo de serem castigadas pelos espíritos. Em muitos casos, esta terapia tem-se revelado mais eficaz do que os tratamentos médicos ortodoxos.

A recuperação é muito complexa, não está isenta de vulnerabilidades e exige um empenhamento a longo prazo. Esta parte importante do tratamento contínuo deve ser tida em conta na conceção de programas de formação para os prestadores de tratamento da toxicodependência e para os prestadores de serviços de proteção à infância. Um modelo de recuperação amplamente aceite, conhecido como Modelo de Desenvolvimento, identifica seis fases pelas quais os indivíduos toxicodependentes devem passar para uma recuperação a longo prazo:

1. **Transição**, o período de tempo necessário para que o indivíduo toxicodependente se aperceba de que o consumo seguro de álcool ou de outras drogas não é possível.
2. **Estabilização**, durante a qual a pessoa dependente química experimenta a abstinência física e outros problemas médicos e aprende a separar-se de pessoas, lugares e coisas que promovem o abuso de substâncias.
3. **Recuperação precoce**, quando um indivíduo enfrenta a necessidade de estabelecer um estilo de vida sem substâncias químicas e de construir relações que apoiem a recuperação a longo prazo.
4. **Recuperação intermédia**, vista como o tempo para o desenvolvimento de um estilo de vida equilibrado em que é importante reparar os danos passados.
5. **Recuperação tardia**, durante a qual o indivíduo identifica e altera as crenças erradas sobre si próprio, os outros e o mundo que causaram ou promoveram o pensamento irracional.
6. **Manutenção**, o processo ao longo da vida de crescimento e desenvolvimento contínuos e de gestão dos problemas da vida quotidiana.

POLÍTICAS DE SAÚDE PÚBLICA PARA A PREVENÇÃO DO ABUSO DE SUBSTÂNCIAS

O objetivo da medicina comunitária preventiva é intercetar ou opor-se à "causa" e, por conseguinte, ao processo de doença[133] . Uma prevenção bem sucedida depende do conhecimento da causa, da identificação dos factores e grupos de risco, da disponibilidade de medidas de rastreio, deteção precoce e tratamento, de uma organização que aplique estas medidas e da avaliação contínua dos procedimentos aplicados. Isto aplica-se bem ao grave problema da toxicodependência. Na sociedade, tornou-se absolutamente importante evitar que este hábito mortal se inicie, reforçando o facto de que o melhor para acabar com a toxicodependência é nunca começar. Assim, a prevenção torna-se um aspeto importante para os profissionais de saúde pública nesta área de ameaça.

A prevenção foi dividida em quatro tipos principais: **Prevenção primordial:** prevenção do aparecimento ou desenvolvimento de factores de risco em países ou grupos populacionais em que ainda não apareceram.(Educação Individual e de Massas) **Prevenção primária**: acções tomadas antes do aparecimento da doença, que eliminam a possibilidade de uma doença vir a ocorrer.(Estratégia Populacional/Massiva ou Estratégia de Alto Risco) **Prevenção secundária:** acções que travam a progressão de uma doença na sua fase incipiente e previnem complicações.(Programas de Rastreio e de Deteção de Casos). **Prevenção terciária**: "todas as medidas disponíveis para reduzir ou limitar as deficiências e incapacidades, minimizar o sofrimento causado pelos desvios existentes em relação à boa saúde e promover a adaptação do doente a condições irremediáveis" [184].

A educação dos doentes e o aconselhamento sobre a cessação tabágica fazem parte dos cuidados totais e abrangentes dos doentes e incluem o ensino das especificidades de um estado de doença. É considerada parte integrante da maioria dos programas de prevenção e gestão de doenças crónicas. Vários autores propuseram teorias que tornam a nossa compreensão sobre a importância da educação dos doentes muito concreta e clara. Alguns deles incluem [185] **A teoria da aprendizagem** está organizada em torno de quatro orientações, cada uma das quais reflecte uma escola de pensamento distinta. Estas incluem a "**Behaviorista**" - a aprendizagem resulta do reforço e de um sistema de punição-recompensa que pode levar a mudanças no comportamento desadaptativo, a "**Cognitiva**" **-** a aprendizagem baseia-se no raciocínio baseado em valores subjectivos e na ação identificada associada que conduz ao resultado desejado. "**Humanista**" **- a aprendizagem** é contínua do potencial humano e do desejo de crescimento.

Incluem os "modelos centrados no doente" e a "entrevista motivacional". **"Teoria da aprendizagem social"** - a aprendizagem ocorre em resposta à modelação e observação do ambiente normativo e social. Outros modelos teóricos incluem - **CCM** (modelos centrados no cliente), **TRA** (Teoria da Ação Fundamentada - Ajzen 1985; Ajzen e Fishbein 1980; Fishbein e Ajzen 1975) - explica como se forma uma atitude baseada numa crença e se toma a decisão de realizar um comportamento de saúde[186] . **O TTM** (Modelo Transteórico) de mudança de comportamento avalia a prontidão de um indivíduo para adotar um novo comportamento mais saudável e fornece estratégias ou processos de mudança para guiar o indivíduo através das fases de mudança para a Ação e Manutenção. **PAPM** (Precaution Adoption Process Model), que ilustra seis fases que são consideradas na decisão de adotar um comportamento e tem em conta outras questões que são periféricas à decisão. **SCT**[187] (Modelo Social Cognitivo): a perceção da capacidade de um indivíduo para adotar um comportamento é um indicador de um comportamento futuro. A auto-eficácia resulta da experiência, das observações, da persuasão verbal, etc. O apoio social, a modelação e o reforço são as normas relativas às actividades. **HBM**[188] (Health Belief Model) os comportamentos de saúde dependem da ocorrência simultânea de motivação suficiente, da crença numa ameaça percebida e da crença de que uma prática de saúde recomendada reduziria as ameaças e aumentaria os benefícios. A auto-eficácia provém da crença na capacidade de realizar o comportamento, as pistas provêm dos meios de comunicação social e dos amigos que apresentam um comportamento semelhante.

As abordagens de saúde pública mencionadas, consciente ou inconscientemente, derivam o seu significado e valor inerentes e verdadeiros dos modelos de mudança de comportamento acima referidos. No entanto, as acções legais e a comunicação de mensagens de cessação da toxicodependência e de informações sobre a prevenção da toxicodependência são levadas a cabo no âmbito de várias abordagens e são referidos a seguir exemplos de diferentes países sobre essas iniciativas, a fim de melhorar e enriquecer a compreensão do tema da prevenção da toxicodependência. Estes exemplos podem ser aplicados ao cenário atual e podemos reforçar a nossa motivação para sermos sociedades sem drogas.

ABORDAGEM JURÍDICA[189] : O controlo legal da distribuição de drogas, quando efetivamente aplicado, tem sido e continua a ser uma abordagem importante e amplamente utilizada na prevenção da toxicodependência. A legislação pode ser orientada para o controlo do fabrico, da distribuição, da prescrição, do preço, do momento da venda ou do consumo de determinadas substâncias. Na Índia, por exemplo, foram tomadas medidas contra quem consome drogas, pratica actividades criminosas de tráfico ou venda ambulante de drogas, cultiva ou fabrica drogas ilicitamente, tendo sido punido ao abrigo da **lei relativa aos estupefacientes e às substâncias psicotrópicas de 1985**, que entrou em vigor em 14-11-1985 e prevê uma pena mínima de 10 anos de prisão rigorosa e uma multa de 1 000 000 rupias, prorrogável até 20 anos. No que diz respeito às infracções repetidas, a lei prevê uma pena mínima de 15 anos de prisão rigorosa e uma multa de 1 50 000 rupias que, se for aumentada para 30 anos de prisão rigorosa e uma multa de 3 000 rupias. Esta lei foi alterada, tendo entrado em vigor a "**Prevention Of Illicit Traffic In Narcotic Drugs And Psychotropic Substances Act, 1988**", que prevê a detenção preventiva dos traficantes de droga. A lei relativa aos cigarros, de 1975, tornou necessária a impressão de advertências nos maços de cigarros. O Bidi não é reconhecido como uma indústria organizada, pelo que não é impressa qualquer advertência legal nestes maços. Em 1985, foi lançado um programa nacional de controlo do cancro. Em 2003, foi aprovada a "Lei sobre os cigarros e outros produtos do tabaco", que proíbe a publicidade e prevê a regulamentação do comércio e da produção, fornecimento e distribuição de cigarros e outros produtos do tabaco. Em 2004, 168 países assinaram um tratado internacional (OMS- FCTC) e foi implementada uma convenção-quadro sobre o controlo do tabaco.[190]

MEDIDAS ADMINISTRATIVAS[-111] : O Gabinete de Controlo de Estupefacientes é o principal organismo de controlo, coordenação e aplicação da lei. Controla os mecanismos de prevenção nas fronteiras internacionais e nos portos, a destruição de culturas ilícitas e de tapetes apreendidos ou confiscados, e a análise da situação geral em matéria de toxicodependência é efectuada a nível central pelo comité competente presidido pelo Secretário (Assistência Social).

ABORDAGEM COMUNITÁRIA[-189] : inclui programas educativos, campanhas de informação para o público através dos meios de comunicação electrónicos e impressos e de outros canais. Por exemplo, poderiam ser criados centros para adolescentes na comunidade, que proporcionariam actividades diversificadas aos adolescentes que podem cair na toxicodependência. Por exemplo, as organizações não governamentais podem definitivamente desempenhar um papel crucial no desenvolvimento de tais actividades e são susceptíveis de desempenhar um papel importante na luta contra a toxicodependência. Na Índia, o Ministério da Segurança Social, através do Instituto Nacional de Defesa Social, iniciou um programa abrangente de orientação e formação, através do qual um grande número de assistentes sociais, conselheiros e líderes juvenis assumem a liderança na prevenção da toxicodependência.

PROGRAMAS ESCOLARES [189] : têm sido os programas de educação sobre a droga mais utilizados no mundo atual. As técnicas educativas têm por objetivo ensinar os alunos a resolver problemas e a desenvolver estratégias de adaptação e resistência a apelos persuasivos mas prejudiciais, bem como reduzir a ansiedade social. É dado aconselhamento adicional aos pais para que desenvolvam uma atitude favorável e de respeito para com os seus filhos. Deveriam ser organizadas sessões especiais em que se pudesse exercer liderança entre pares, palestras de celebridades e aconselhamento por psicólogos. Além disso, os manuais escolares devem fornecer informações sobre a infeção pelo VIH, etc. Os programas de despistagem aleatória de drogas entre os estudantes dissuadem-nos de iniciar o hábito de consumo de substâncias, ajudam a identificar os estudantes que se encontram na fase inicial, antes de se iniciar qualquer dependência, e também ajudam a identificar os que são dependentes e a encaminhá-los para tratamento adequado.

CAMPANHAS DOS MEIOS DE COMUNICAÇÃO ANTI-DROGA[-191] : Os meios educativos áudio (megafones, microfones, gravadores, rádios), visuais (projectados - filmes, cinemas, diapositivos, retroprojectores, transparências, vídeos, filmes mudos, etc. e não projectados - quadros negros, quadros, desenhos animados, gráficos, cartazes, flip charts, flashcards, etc.) ou audiovisuais (televisão, filmes) podem ser explorados para transmitir mensagens claras, coerentes, pormenorizadas e sustentadas contra o consumo de drogas. Exemplo: www.theantidrug.com - este sítio Web fornece aos pais e a outros adultos que prestam cuidados as ferramentas de que necessitam para educar crianças sem drogas.

COLIGAÇÕES DE COMUNIDADES LIVRES DE DROGAS: Estas coligações provaram ser um catalisador eficaz para reduzir o consumo de drogas entre os jovens e aumentar a participação dos cidadãos nos EUA. O Programa Comunidades Livres de Drogas, financiado pelo governo federal, inclui representantes locais dos jovens, pais, forças policiais, funcionários de escolas, organizações religiosas, organizações fraternas, representantes de agências governamentais estaduais, locais e tribais, profissionais de saúde e assistentes sociais.

SCREENING, BRIEF INTERVENTION, AND REFERRAL TO TREATMENT (SBIRT)[192] : é uma abordagem eficaz em matéria de saúde pública que permite efetuar intervenções precoces e prestar serviços de tratamento às pessoas que correm um maior risco de desenvolver perturbações associadas ao consumo de substâncias, bem como às pessoas que já desenvolveram essas perturbações. Este tipo de intervenção preenche a lacuna entre a prevenção primária e o tratamento mais intensivo para as pessoas que sofrem de perturbações associadas ao consumo de substâncias. O principal objetivo do SBIRT é melhorar a saúde da comunidade, reduzindo a prevalência de comportamentos adversos. Inicialmente, foi desenvolvido para o tratamento do tabaco e do álcool, mas mais tarde a sua utilização foi alargada às perturbações associadas ao consumo de substâncias.

GRUPOS DE AUTO-AJUDA: Trata-se de pequenos grupos homogéneos voluntários, formados para se ajudarem mutuamente a lidar com problemas de droga. Por exemplo, os Narcóticos Anónimos, formados em 1953, no sul da Califórnia, EUA, são um grupo de pessoas que partilham as suas experiências, força e esperança e aprendem a viver sem drogas.

ACÇÃO PREVENTIVA E TRATAMENTO DE BASE **EDUCATIVA[8]** : O Ministério da Segurança Social adoptou estratégias que visam alargar o âmbito da ação preventiva de base comunitária através do envolvimento ativo de organizações voluntárias que irão gerar sensibilização ao nível das bases. É feito um esforço de sensibilização, educação preventiva, aconselhamento e orientação, encaminhamento, desintoxicação, acompanhamento e reabilitação dos toxicodependentes. A assistência em termos de financiamento e de melhoria tecnológica tem sido realizada através de actividades governamentais como programas culturais, concursos de debates e de cartazes, palestras, seminários, workshops, cursos de orientação, mostras de filmes, exposições, etc.

PAPEL DOS DENTISTAS: Um dentista pode orientar e aconselhar os doentes com uma atitude sem juízos de valor, carinhosa e empática. Deve estar sempre atento aos problemas, tentar sensibilizar, estimular a autoavaliação, oferecer apoio e fazer perguntas abertas ao doente. Deve-se tentar ajudá-los a estabelecer objectivos realistas e também prestar assistência na prevenção de recaídas.

Por exemplo: A Associação Dentária Americana (ADA) forneceu um conjunto de regras e instruções para os dentistas que observam a associação entre cáries galopantes e o consumo de metanfetaminas. Os profissionais de medicina dentária devem estar atentos a cáries aceleradas (não explicadas por quaisquer outros factores), a um padrão distintivo de cáries nas superfícies lisas vestibulares dos dentes e nas superfícies interproximais dos dentes anteriores, a uma aparência desnutrida, a uma fraca adesão e resposta ao tratamento preventivo, combinadas com falta de fiabilidade na marcação de consultas -[1193]]. Alguns passos básicos foram mencionados[[25]]:

- O doente deve ser submetido a um exame oral completo, incluindo uma história dentária e médica exaustiva. Deve tentar-se educar o doente sobre os efeitos negativos da metanfetamina na saúde oral. -O doente pode ser encaminhado para recursos como médicos ou serviços de aconselhamento sobre drogas - Devem ser utilizadas medidas preventivas como fluoretos tópicos, produtos de remineralização e aplicações de clorexidina - O doente deve ser encorajado a beber água ou bebidas adoçadas artificialmente em vez de bebidas com açúcar - Devem ser tomadas precauções quando são administrados anestésicos locais ou sedativos, anestesia geral ou óxido nitroso e narcóticos, devido a uma potencial interação medicamentosa -Os doentes devem ser informados sobre os riscos associados ao consumo de metanfetaminas e outras drogas ilícitas.

Para aconselhamento de pacientes tabagistas

1. Aqueles que estão dispostos a deixar de fumar[191]

Perguntar ao doente sobre o seu consumo de tabaco em cada consulta. Se forem observados dentes manchados, halitose, doença periodontal, mobilidade dentária, manchas de descoloração na mucosa, a observação deve ser mencionada ao doente para o ajudar. **Aconselhar** (de forma clara, forte e personalizada) os não consumidores a nunca consumirem tabaco e os consumidores a deixarem de o fazer. Afirmar e felicitar aqueles que deixaram de fumar e oferecer apoio, se necessário. **Avaliar**: a disponibilidade do doente para deixar de fumar. Perguntar aos doentes se estão dispostos a deixar de fumar neste momento; em caso afirmativo, deve ser feita uma avaliação do nível de dependência. Deve ser transmitida uma mensagem personalizada àqueles que só estão a pensar deixar de fumar. Deve avaliar-se o nível de recaída. O nível de dependência pode ser medido por (alto: uso de tabaco dentro de 30 minutos após acordar ou uso25 vezes ou mais por dia; morderado: uso mais de 30 minutos após acordar ou menos de 25 vezes por dia; baixo: uso nem antes de 30 minutos de acordar nem uso mais de 25 vezes por dia).

Ajudar: pode ser fixada uma data firme para deixar de fumar, pode ser solicitado o apoio da família e dos colegas de trabalho, devem ser analisadas todas as tentativas anteriores de deixar de fumar e deve ser fornecida ao doente uma ficha informativa clara sobre os sintomas de abstinência da nicotina (devem ser realçadas as capacidades de lidar com a situação). Recomendar ou administrar farmacoterapia (doentes deprimidos e doentes que tenham tentado deixar de fumar várias vezes e não tenham conseguido) **Organizar**: utilizar revistas, contactos telefónicos ou ajudar o doente a marcar uma consulta com o médico ou com um agente de saúde comunitário com formação adequada

Os que não estão dispostos a deixar de fumar devem ser: A importância de deixar de fumar deve ser esclarecida e as dúvidas devem ser esclarecidas. O doente deve ser alertado para os riscos de continuar a consumir tabaco. Devem ser-lhe explicadas as vantagens de deixar de fumar. Devem ser mencionados os obstáculos à cessação, para que esteja preparado para qualquer dificuldade que possa surgir. A repetição destes pontos deve ser feita em cada consulta.

Assim, torna-se imperativo recomendar o início de programas de prevenção para os doentes que sofrem de toxicodependência e capacitar as pessoas com conhecimentos sobre os aspectos nocivos da toxicodependência. Aqueles que estão dispostos a deixar de fumar devem receber orientação e tratamento, mas os que não estão dispostos também devem ser motivados a rever os seus hábitos. Se o aspeto preventivo deste problema fatal for reforçado, serão gastas menos despesas e recursos humanos no seu tratamento.

CONCLUSÃO

As perturbações relacionadas com o abuso e a dependência de substâncias estão profundamente enraizadas e espalharam-se em igual medida por todas as idades, géneros, etnias, níveis de educação e socioeconómicos. Pode concluir-se que, principalmente, destroem uma pessoa física, pessoal, emocional, financeira, psicológica e socialmente. Este hábito negativo causa danos não só ao indivíduo, mas também às pessoas do seu ambiente imediato e às gerações futuras.

Historicamente, a utilização de substâncias químicas estava limitada à religião, aos costumes e aos rituais. No entanto, a importância destas drogas mudou de significado ao longo dos anos de utilização e utilização indevida e, atualmente, este conceito existe apenas em algumas partes do mundo. Nos últimos tempos, uma nova teoria, a "via química para o sucesso", tem dominado o panorama. Os "consoladores químicos" (tabaco, chá, café, drogas, tranquilizantes) têm sido utilizados para obter o "sucesso" (pode ser definido em termos mentais, físicos, sociais, sexuais, económicos ou apenas como a ausência de ansiedade, preocupação, culpa, raiva ou tristeza) que era considerado normal para as gerações anteriores[60] . É importante ter em conta a faixa etária em que o doente se insere, o contexto em que está inserido (escola, prisão, local de trabalho), o seu nível de educação, o seu nível de vida, a sua estrutura familiar e o seu grupo de pares. A mensagem de que "a melhor maneira de parar é nunca começar" deve ser reforçada junto do doente e este não deve ceder à curiosidade ou a um sentimento de emoção ou aventura associado à sua experimentação e utilização.

Observou-se que os factores etiológicos que causam a toxicodependência são em grande parte evitáveis e os dentistas devem estar atentos às manifestações orais e craniofaciais da toxicodependência. Se um dentista estiver ciente do consumo de drogas nos seus pacientes, pode ajudar a evitar possíveis contra-indicações durante o tratamento dentário, poderá fornecer o tratamento dentário necessário para combater os danos dentários/orais do consumo de drogas e também poderá encaminhar esses pacientes, se assim o desejar o paciente, para os profissionais adequados para aconselhamento"[198] .

Por conseguinte, em conclusão, observa-se que o abuso de substâncias causou imensos danos e deterioração da saúde oral e sistémica de um indivíduo e que devem ser adoptadas políticas para reforçar o conceito de prevenção do uso de tais substâncias.

DISCUSSÃO

Vários autores e cientistas realizaram os seus estudos sobre o tema da toxicodependência em todo o mundo. As suas conclusões coincidiram em alguns pontos e em outros divergiram. Apresentamos de seguida um debate sobre o mesmo.

A composição psicológica dos toxicodependentes foi estudada por Mirin et al. (1988) e outros (Jenike, 1991; Rounsaville et al., 1982; De Leon e Jainchill, 1981): Descobriram que um número substancial de pacientes sob tratamento para perturbações de abuso de substâncias também manifestava perturbações psiquiátricas não relacionadas com drogas -[119]]. (Lofwall et al., 2005) Os pacientes mais velhos em tratamento com metadona também têm mais dores no corpo, pior saúde geral e pior funcionamento físico e social em comparação com as normas da população com a mesma idade e sexo[-195]]. (De Alba et al.,2004; Firoz e Carlson, 2004; Lofwall et al., 2005) referiram que os doentes toxicodependentes mais velhos apresentam taxas de morbilidade médica mais elevadas do que os doentes toxicodependentes mais jovens. (Gfroerer et al., 2003) Um estudo mais recente baseado na estimativa de que, em 2020, haveria 4,4 milhões de pessoas com 50 anos ou mais a necessitar de tratamento da toxicodependência. (Khalsa et al., 2008)[-196]]. A toxicodependência e as infecções são dois dos principais problemas do mundo atual, com cerca de 200 milhões de pessoas que consomem drogas ilegais regularmente e cerca de mil milhões de pessoas que vivem com uma ou mais infecções. Estima-se que 1 milhão de pessoas infectadas com o VIH e 4 milhões de pessoas infectadas com o VHC vivam nos EUA. Ambas as infecções são predominantes entre os toxicodependentes. O consumo de drogas injectáveis (UDI) é direta e indiretamente responsável por mais de um terço (36%) dos casos de SIDA; dos 42 156 novos casos de SIDA notificados nos EUA em 2000, 11 635 (28%) estavam associados ao consumo de drogas injectáveis. Cerca de 80% a 90% dos UDI seropositivos podem também estar infectados com o VHC. Para além do VIH e do VHC, outras infecções virais e bacterianas, como as micobacterianas que conduzem à tuberculose (TB), as infecções sexualmente transmissíveis, as infecções estreptocócicas e estafilocócicas (que conduzem à endocardite) e outras, têm sido notificadas em toxicodependentes. Estima-se que 19 milhões de pessoas sejam consumidores actuais de uma droga ilícita. Estima-se que existam cerca de 40 milhões de pessoas no mundo infectadas com o vírus da imunodeficiência humana (VIH), cerca de 200 milhões infectadas com o vírus da hepatite C (VHC), mais de 500 milhões de pessoas infectadas com tuberculose (TB) e muitos outros milhões com várias outras infecções bacterianas e virais. (Greenfield et al, 2010) Os inquéritos estimaram que o rácio homens/mulheres nas perturbações relacionadas com o consumo de álcool era de 5:1, em contraste com inquéritos mais recentes que indicam um rácio de cerca de 3:1. Os homens tinham 2,2 vezes mais probabilidades de consumir drogas do que as mulheres e 1,9 vezes mais probabilidades de ter dependência de drogas.[197] . O género não afectou os padrões de consumo de drogas; no entanto, as admissões de afro-americanos e de pessoas que vivem em zonas urbanas apresentaram probabilidades mais elevadas de consumo de poli-drogas[30] . (Becker J.B. , Hu M., 2008) O consumo de cocaína, em particular, aumentou na última década entre as mulheres, pelo que, dos 1,8 milhões de americanos que consomem cocaína, cerca de 39,5% são atualmente do sexo feminino. De acordo com este relatório recente, entre os consumidores com idades compreendidas entre os 12 e os 17 anos, 51,5% são mulheres, no grupo etário dos 18 aos 25 anos 42,0% são mulheres e entre os consumidores de cocaína com 26 anos ou mais 38,8% são mulheres. As mulheres referem intervalos mais curtos entre os cigarros e consideram mais difícil deixar de fumar cigarros do que os homens .[194]

Os efeitos orais devidos à toxicodependência são muitos e variados, tendo vários estudos demonstrado que a toxicodependência tem efeitos deletérios na saúde oral. (Klasser, 2005) referiu que as sequelas do consumo prolongado incluem cáries galopantes. Os profissionais de medicina dentária observam um processo de cárie altamente destrutivo nos consumidores de metanfetaminas[25] . (Rawal et al), no seu relatório, mostraram que o consumo crónico de marijuana pode resultar num aumento da gengiva com caraterísticas clínicas semelhantes ao aumento induzido pela fenitoína[46] . (Cho et al, 2005) estudaram o efeito do fumo da cannabis como carcinogéneo e verificaram que estava associado a alterações displásicas e a lesões pré-malignas na mucosa oral[8] . (Gambhir R.S et al) observaram os vários efeitos, como gengivite vermelho-fogo, perda óssea alveolar, inflamação gengival e gengiva hiperplásica em fumadores de canábis[202] . (Saini et al, 2013) associaram doenças orais como a periodontite, a leucoplasia oral e o cancro oral à mastigação de qat. Além disso, o consumo regular de cocaína tem efeitos orofaciais graves, como perfuração do septo nasal, palato, lesão gengival e erosão da superfície dentária [142] . (McGrath C, 2005) Os utilizadores abusivos de "ecstasy" referem mais frequentemente mais mastigação, ranger de dentes e sensibilidade na ATM do que os utilizadores não abusivos de "ecstasy"[24] . (Moreno et al, 2013), no seu estudo, observou que, no grupo de consumidores de drogas, a higiene dentária era deficiente, prevalecia a patologia sistémica e oral e os índices de dentes cariados/falhados/preenchidos ou de superfície (DMFT/S) denotavam uma saúde bucodentária muito pobre. Os testes à saliva revelaram um risco substancial de cárie e as taxas de candidíase eram elevadas[42] . (Murphy et al, 2009) O uso de álcool ou drogas esteve envolvido na fratura da mandíbula, órbita, nariz ou maçã do rosto, conforme determinado pela história clínica, exame e achados radiográficos e que a lesão foi devida a violência interpessoal [139] . (Ma H. et al, 2012) detectaram um aumento das taxas de sangramento gengival, cálculo, bolsas superficiais e bolsas periodontais profundas nos antigos consumidores de heroína tratados com metadona[-200] . (Khocht A. et al,2009) concluíram, com base no seu estudo, que a dependência do álcool pode aumentar os níveis de placa bacteriana acima dos observados em controlos da mesma raça, sexo, idade e estatuto socioeconómico[-201] . (Dasanayake A.P.et al, 2010) estimou ainda que o risco de cárie dentária entre os consumidores de "apenas álcool" é significativamente inferior ao dos consumidores de "álcool e drogas"[-35] . (Morse D.E. et al, 2007) acrescentou outra dimensão ao consumo de álcool e concluiu que este estava mais fortemente associado ao cancro oral do que à displasia epitelial oral, particularmente em níveis de consumo elevados[-47]]. (Shekarchizadeh H, 2013) verificou no seu estudo que o abuso de drogas estava associado a graves problemas de saúde oral, incluindo cáries dentárias generalizadas, doenças periodontais, displasia da mucosa, xerostomia, bruxismo, desgaste dentário e perda de dentes. Os cuidados de saúde oral têm efeitos positivos na recuperação da toxicodependência: necessidade de controlo da dor dos pacientes, desestigmatização e transmissão do VIH[-4]]. Estes autores realizaram outro estudo (Shekarchizadeh H, 2013) e 48% relataram que os toxicodependentes escovavam os dentes menos de uma vez por dia, mais de 90% usavam pasta dentífrica com flúor quase ou sempre e 81% usavam fio dentário raramente ou nunca. O consumo de produtos açucarados duas vezes por dia ou mais foi relatado por 57% dos pacientes e 85% deles eram fumadores actuais. O mau comportamento em termos de saúde oral foi associado ao sexo masculino, à baixa escolaridade, à dependência principalmente de heroína cristalina, ao início da toxicodependência numa idade mais jovem e a uma história mais longa de dependência[-41]]. (Brown et al, 2012), no seu estudo, não referem qualquer diferença em termos de doença dentária entre os consumidores de metanfetaminas e de heroína, apesar de uma elevada prevalência de cáries e de comportamentos associados à cárie nesta amostra de jovens adultos UDI[[203]]. (RobinsonP.G., 2005) concluiu que as dietas cariogénicas, a xerostomia, a diminuição da higiene oral (com a concomitante redução da exposição ao flúor) e a falta de consideração pela saúde durante os períodos de consumo de drogas terão provavelmente contribuído para o desenvolvimento de cáries. A remoção da placa bacteriana através de procedimentos de higiene oral foi diretamente inibida pelo consumo de drogas e indiretamente pelo estilo de vida associado e pela baixa autoestima. Com uma combinação de má higiene oral, tabagismo, efeitos locais de outras drogas e bruxismo, o risco de doenças periodontais pode ser mais elevado para os consumidores de drogas[[26]]. (Brondani M) atribuíram a ativação dos receptores opióides p e k ao reforço das vias de recompensa geradas pela ingestão de alimentos. Os consumidores de metadona parecem favorecer uma elevada ingestão de açúcares e uma baixa ingestão de fibras, o que pode resultar numa elevada prevalência de acumulação de biofilme de placa bacteriana e cárie dentária[143].

Por conseguinte, conclui-se explicitamente, a partir das discussões destes estudos, que o abuso de substâncias tem um efeito negativo e deteriorante na saúde oral dos toxicodependentes.

RECOMENDAÇÕES

O abuso de substâncias afectou negativamente a humanidade. Nos últimos tempos, as alterações na etiologia da toxicodependência conduziram a uma mudança de paradigma nas modalidades de tratamento. Os cuidados interprofissionais tornaram-se um papel importante na reconstrução da identidade dos doentes com vista à sua recuperação. Dentistas, higienistas dentários, dietistas, assistentes sociais, gestores de casos, médicos, conselheiros e outros devem trabalhar em estreita colaboração para o objetivo de uma sociedade sem drogas. A prevenção e a sensibilização através da promoção da saúde, da informação e da educação adequadas são importantes para combater o problema da toxicodependência[199] . Recomenda-se que as leis do código penal relativas ao abuso de substâncias sejam mais rigorosas. Devem ser aplicadas multas elevadas aos consumidores e traficantes de tais drogas. Além disso, as pessoas que forem apreendidas com essas substâncias devem ser condenadas a penas de prisão, juntamente com um tratamento residencial para a desintoxicação na prisão, juntamente com tratamento psicológico e desenvolvimento de competências profissionais. As rotas de tráfico de droga devem ser vigiadas de perto pelas forças de segurança nacionais e fronteiriças e a imigração de substâncias ilícitas deve ser imediatamente comunicada. Estas medidas exigiriam um apoio nacional e internacional, mas seriam igualmente benéficas para ambos os países. A nível do Governo central, deveriam ser aplicados mais planos e esquemas de saúde para a prevenção e o tratamento da toxicodependência e este hábito deveria ser divulgado publicamente e não estar sempre escondido devido ao estigma social que lhe está associado. Os toxicodependentes devem ser tratados com respeito e não vistos com olhos de ódio e preconceito. Deveriam ser criados painéis de luta contra a toxicodependência nos estabelecimentos de ensino e os professores ou responsáveis deveriam ser ensinados por profissionais de saúde pública ou assistentes sociais a abordar a questão. Em vez disso, se os pais não mostrarem interesse e não dedicarem tempo suficiente à criança, devem ser aconselhados sobre associações de pais e professores. O Ministério da Saúde deve recorrer à ajuda de diferentes organizações não governamentais para colocar painéis, cartazes, panfletos, organizar maratonas, acções de beneficência, etc., a fim de aumentar a sensibilização para a toxicodependência. Os serviços do sector público e as empresas multinacionais devem tomar iniciativas de RSE (responsabilidade social das empresas) para organizarem exames de saúde e campos de rastreio para os seus funcionários. As drogas legais, como o álcool e o tabaco, devem ser proibidas nos estabelecimentos de ensino e de trabalho e o conceito de zonas livres de fumo nos escritórios deve ser reforçado. A Organização Mundial de Saúde deve compreender que, se não for devidamente tratada, esta situação pode aumentar nos próximos anos e a morbilidade e a mortalidade que lhe estão associadas podem acarretar enormes prejuízos para a economia. Assim, torna-se obrigatório que as organizações internacionais e nacionais actuem em sintonia entre si para o desenvolvimento da sociedade.

BIBLIOGRAFIA

1. Terry D. Rees. Revisões Críticas em Biologia Oral e Medicina.1992.3(3):163-84
2. Detels R, Beaglehole R, Lasang M.A, Gulliford M. Oxford Textbook Of Public Health- The Practice Of Public Health. Vol3. ed 5. Oxford University Press
3. http://www.who.int/substance abuse/facts/global burden/en/ (Acedido em 3/5/2014)
4. Shekarchizadeh H, Khami M.R, Mohebbi S.Z, Ekhtiari H., Virtanen J. I. Oral Health of Drug Abusers: Uma revisão dos efeitos na saúde e cuidados. Iranian J Publ Health.2013 42(9):929-40
5. Degenhardt L. et al. Peso global da doença atribuível ao consumo e dependência de drogas ilícitas: resultados do Estudo do Peso Global da Doença de 2010. The Lancet 2013; 382(9904): 1564 - 1574
6. http://www.medindia.net/patients/patientinfo/impact-of-drug-abuse-on-health-and-society.htm (Acedido em 7/5/2014)
7. Sussman S, Ames SL.Drug Abuse Concepts, Prevention And Cessation 2008, Cambridge University Press
8. Cho C, Hirsch R, Johnstone. Implicações do consumo de canábis para a saúde geral e oral. Australian Dental Journal 2005;50(2):70-4
9. Rusyniak D.E. Neurologic manifestations of chronic methamphetamine abuse (Manifestações neurológicas do abuso crónico de metanfetaminas). Neurol Clin. 2011 August ; 29(3): 641-655
10. Grant J.E, PotenzaM.N, Weinstein A, Gorelick D.A. Introduction to Behavioral Addictions (Introdução às Dependências Comportamentais). Am J Drug Alcohol Abuse. 2010 setembro ; 36(5): 233-241
11. Khalsa J.H, TreismanG, Katz E M, Tedaldi E. Medical Consequences of Drug Abuse and Co-occurring Infections. Subst Abus. 2008 ; 29(3): 5-16
12. http://www.drugabuse.gov/publications/drugfacts/nationwide-trends (Acedido em 24/5/2014)
13. Nadeem A, Rubeena B, Agarwal V.K., Piyush K. Abuso de substâncias na Índia Pravara Med Rev 2009; 1(4)
14. Ali S.F. et al. Understanding the Global Problem of Drug Addiction is a Challenge for IDARS Scientists (Compreender o problema global da toxicodependência é um desafio para os cientistas do IDARS). Current Neuropharmacology, 2011, 9, 2-7
15. Shen X, Orson F.M, Kosten R.T. Vaccines for Drug Abuse. Clin Pharmacol Ther. 2012;91(1):60-70
16. Agerwala S.M, Katz E.F. Integrating Screening, Brief Intervention, and Referral to Treatment (SBIRT) into Clinical Practice Settings: A Brief Review. J Psychoactive Drugs. 2012 ; 44(4): 307-317
17. http://www.unodc.org/drugs/june-26/ (Acedido em 24.05.2014)
18. Einstein S. Drug Abuse Training And Education The Community Role AJPH, 1974; 64(2):99-106
19. Terry D. Rees. Revisões Críticas em Biologia Oral e Medicina.1992.3(3):163-84
20. Korte T., Pykalainen ., Seppala T. Drug abuse of Finnish male prisoners in 1995 (Toxicodependência dos reclusos finlandeses do sexo masculino em 1995). Forensic Science International 97 (1998) 171-183
21. Spooner C. Causes and correlates of adolescent drug abuse and implications for treatment (Causas e correlações da toxicodependência na adolescência e implicações para o tratamento). Drug and Alcohol Review 1999; 18:453-475
22. Johnson MD, Heriza TJ, St Dennis C. How to spot illicit drug abuse in your

patients.Postgrad Med 1999;106(4):199-218

23. Riala K. et al. Teenage Smoking and Substance Use as Predictors of Severe Alcohol Problems in Late Adolescence and in Young Adulthood (Fumo na Adolescência e Uso de Substâncias como Preditores de Problemas Graves de Álcool no Final da Adolescência e na Idade Adulta Jovem). Jornal de Saúde do Adolescente 2004;35:245- 254

24. McGrath C., Chan B. Sensações de saúde oral associadas ao abuso de drogas ilícitas. British Dental Journal 2005;198: 159-162.

25. Klasser G.D., EpsteinJ. A metanfetamina e o seu impacto nos cuidados dentários 2005.JCDA;71 (10):759-762

26. RobinsonP.G., Acquah S., Gibson B.,Utilizadores de drogas: Oral Health-Related Attitudes And Behaviours (Atitudes e comportamentos relacionados com a saúde oral). British Dental Journal 2005; 198: 219-224

27. Riggs N.R., Elfenbaum P., Pentz M.A., Parent Program Component Analysis in a Drug Abuse Prevention Trial. Jornal de Saúde do Adolescente 39 (2006) 66-72

28. Comptom W.M., Volkow N.D. Abuse of prescription drugs and the risk of addiction (Abuso de medicamentos sujeitos a receita médica e risco de dependência). Dependência de Drogas e Álcool 83S (2006) S4-S7

29. Reece A.C. Dentition of addiction in Queensland: poor dental status and major contributing drugs. Australian Dental Journal 2007; 52: 2

30. Kedia S., Sell M.A., Relyea G. Mono- versus polydrug abuse patterns among publicly funded clients. Substance Abuse Treatment, Prevention, and Policy 2007, 2:33

31. Versteeg P.A., Slot D.E., Velden U., Weijden G.A . Efeito do consumo de canábis no ambiente oral: uma revisão. Int J Dent Hygiene 6, 2008; 315-320

32. Nadeem A, Rubeena B, Agarwal V.K., Piyush K. Abuso de substâncias na Índia Pravara Med Rev 2009; 1(4))

33. Maloney W. The Significance Of Illicit Drug Use To Dental Practice (O significado do consumo de drogas ilícitas para a prática dentária). Webmed Central Dentistry, Drug Abuse 2010;1(7):WMC00455)

34. Shetty V. et al. The Relationship Between Methamphetamine Use and Increased Dental Disease (A relação entre o consumo de metanfetaminas e o aumento das doenças dentárias) JADA 2010; 141(307-318)

35. Dasanayake A.P.et al. Tooth Decay in Alcohol Abusers Compared to Alcohol and Drug Abusers. Jornal Internacional de Medicina Dentária. Volume 2010

36. Murthy P, Manjunatha N, Subodh B.N, Chand P.K, Benegal V. Abuso de substâncias e investigação sobre a dependência na Índia. Jornal Indiano de Psiquiatria 2010; 52:S189-99

37. Young A.M, Havens J.R, Leukefeld C.G. Route of administration for illicit prescription opioids: a comparison of rural and urban drug users. Revista de Redução de Danos 2010, 7:24

38. D'Amore et al. Saúde oral de indivíduos dependentes de substâncias: Impacto de substâncias específicas. J Subst Abuse Treat. 2011; 41(2): 179-185

39. Koechl B, Unger A, Fischer G. Age-related aspects of addiction. Gerontology. 2012 ; 58(6): 540-544

40. Shen X, Orson F.M, Kosten R.T. Vaccines for Drug Abuse. Clin Pharmacol Ther. 2012 ; 91(1): 60-70

41. Shekarchizadeh H., Khami M.R, Mohebbi S.Z e Virtanen J.I. Comportamento de saúde oral de toxicodependentes em tratamento de abstinência. BMC Oral Health 2013, 13:11

42. Moreno M.V.M et al. Perfil dentário de uma comunidade de toxicodependentes em recuperação: Aspectos biomédicos. Estudo de coorte retrospetivo Med Oral Patol Oral Cir Bucal. 2013;18 (4):e671-9.

43. Shekarchizadeh H, Khami M.R, Mohebbi S.Z, Ekhtiari H., Virtanen J. I. Oral Health of Drug Abusers: Uma revisão dos efeitos na saúde e cuidados. Iranian J Publ Health.2013 42(9):929-40

44. Suttie M. Et al.Facial Dysmorphism Across the Fetal Alcohol Spectrum (Dismorfismo facial no espetro alcoólico fetal). Pediatria 2013;131:e779-e788

45. Stuyt E.B. Acupunctura auricular para o tratamento da toxicodependência e da perturbação da personalidade borderline: uma ajuda para incentivar a retenção do tratamento e a cessação do tabaco. Acupunct Med. 2014

46. Rawal S.Y. , TatakisD.N, Tipton D.A. Periodontal and Oral Manifestations of Marijuana Use. Jornal da Associação Dentária do Tennessee .92-2:26-31

47. Morse D.E. et al. Fumar e beber em relação ao cancro oral e à displasia epitelial oral.Cancer Causes Control. 2007 novembro ; 18(9): 919-929.

48. Rees TD. Oral effects of drug abuse. Crit Rev Oral Biol Med 19 92; 3:163 -184

49. Goodman & Gilman's- The Pharmacological Basis Of Therapeutics -11th ed./editor, Laurence L. Brunton, 2006, The McGraw-Hill Comapnies, Inc.

50. Academia Americana de Medicina da Dor, Sociedade Americana de Dor, Sociedade Americana de Medicina da Dependência. Definições relacionadas com a utilização de opiáceos para o tratamento da dor. WMJ 2001;100:28-9

51. Lexicon of alcohol and drug terms www.who.in (Acedido em 7.03.2014)

52. OMS (1993). Comité de Peritos em Toxicodependência, Vigésimo Oitavo Relatório, n.º 836

53. Park K. Park's Textbook of Preventive and Social Medicine.22nd ed. Editora Bhanot.

54. Koob, G.F.; Volkow, N.D.Neurocircuitry of addiction. Neuropsychopharmacology , 2010, 35, 217-238

55. (Dorland's Medical Dictionary)www.dorlanddictionary.com(Acedido em 3/4/2014)

56. *Gabinete das Nações Unidas para a Droga e o Crime (UNODC)* http://www.unodc.org/unodc/en/illicit-drugs/definitions *(acedido em 3.04.2014)*

57. Rinaldi RC, Steindler EM, Wilford BB, Goodwin D. Clarification and standardization of substance abuse terminology (Clarificação e normalização da terminologia do abuso de substâncias). JAMA 1988;259:555-7

58. Swansea Health Social Care and Well-being Needs Assessment (Avaliação das necessidades de cuidados sociais e de bem-estar no sector da saúde em Swansea, 2010)

59. KediaS Sell MA ,Relyea G.Mono versus poly drug abuse patterns among publically funded clients. Subst Abuse Treat Prev Policy. 2007; 2: 33.

60. Helman C.G. Cultura Saúde e Doença. 2001. Arnold Publishers. Oxford University Press. quarta edição.

61. Fahmida H. Gestão odontológica de pacientes com histórico de abuso de substâncias com consideração especial para mulheres grávidas viciadas e prestadores de cuidados dentários viciados.2013.

62. Manual de Diagnóstico e Estatística das Perturbações Mentais (quarta edição; DSM - IV, 1994) da Associação Americana de Psiquiatria

63. Sussman S et al. Development of a school -based drug abuse prevention curriculum for high risk youths (Desenvolvimento de um currículo escolar de prevenção da toxicodependência para jovens de alto risco). Jornal de drogas psicoactivas 1996;28:169-182

64. Rehman Z(2001). Opium abuse. www.emedicine.com/med/byname/opium-abuse.htm (acedido em 4.04.2014)

65. Levinthal C.F. (2005) Drugs, Behaviour And Modern Society (Drogas, Comportamento e Sociedade Moderna) (4th ed.). Boston: Allyn & Bacon

66. Jones J. Hep-Cats, Narcs, and Pip e Dreams: A History Of America's Romance With Illegal Drugs.1996 Nova Iorque: Scribner Publishers

67. The Consumers Union Report on licit And illicit Drugs. http://www.druglibrary.org/schaffer/library/studies/cu/cumenu.htm (acedido em 04.04.2014)

68. Saah T. The Evolutionary Origins And Significance Of Drug Addiction (As Origens Evolutivas e o Significado da Toxicodependência). Revista de Redução de Danos2005;2(8)

69. Bouquet

70. Sussman S et al. Development of a school -based drug abuse prevention curriculum for high risk youths (Desenvolvimento de um currículo escolar de prevenção da toxicodependência para jovens de alto risco). Journal of psychoactive drugs 1996;28:169-182

71. Schultes R.E. Antiguidade dos alucinogénios do Novo Mundo. A revisão Heffter da pesquisa psicadélica1998;1:1-7

72. Eddy et al. Drug Dependence: its Significance and Characteristics. Bull. Wld Hlth Org.1965;3:721-733

73. Connolly G.N. et al .Snuffing Tobacco Out of Sport. Jornal Americano de Saúde Pública 1993;83(2)

74. Brown M. M. Opium production in Afghanistan (Produção de ópio no Afeganistão). BMJ. 2008; 336(7651): 972

75. Steinberg J.The Golden Crescent Heroin Connection.executive intelligence review.1995

76. Uragoda C.R. History Of Opium In Sri Lanka (História do Ópio no Sri Lanka). História da Medicina, 1983, 27: 69-76.

77. Levinson D., Christensen K., Encyclopedia of Modern Asia, (Ed.),2002 Chicago, Scribners, 442-443

78. https://www.unodc.org/unodc/en/data-and-analysis/bulletin/bulletin_1954-01_-013 page002.html (acedido em 4.05.2014)

79. Schultes R.E, Hoffman A, Plants of the Gods - Their Sacred, Healing and Hallucinogenic Powers (Plantas dos Deuses - Os seus poderes sagrados, curativos e alucinogénios) 1992. Healing Arts Press (Vermont)

80. Jiloha R.C. Social and Cultural Aspects of Drug Abuse in Adolescents (Aspectos sociais e culturais da toxicodependência nos adolescentes). Jornal de Psiquiatria de Deli 2009;12(2):167-175

81. Classificação das perturbações mentais e comportamentais. Descrições clínicas e diretrizes de diagnóstico. Organização Mundial de Saúde (http://www.who.int/classifications/icd/en/bluebook.pdf)

82. Manual de Diagnóstico e Estatística das Perturbações Mentais 5th Edition. DSM-V. Associação Americana de Psiquiatria. 2013

83. Ciccarone D. Stimulant Abuse: Pharmacology, Cocaine, Methamphetamine, Treatment, Attempts at Pharmacotherapy Prim Care. março de 2011; 38(1): 41-58.

84. Luscher C., Ungless M.A. The Mechanistic Classification of Addictive Drugs (A classificação mecanicista das drogas que causam dependência). PLoS Medicine 2006;3(11):e437

85. http://facweb.northseattle.edu/troot/HEA150/week8/wk8read2.htm(Acedido em 21.04.2014)

86. Shah G.R. Encyclopedia of narcotic drugs and psychotropic substances (Enciclopédia de estupefacientes e substâncias psicotrópicas). Vol 1. Editora Gyan

87. Wilhelm S.M, DeStefano G.J. Narcotics & Various Other Controlled Substances.

Departamento de Proteção do Consumidor do Estado de Connecticut. 2000

88. Kaur R, Gulati J.K. Drug Abuse: Trends and Issues. Conferência Internacional de Marketing sobre Marketing e Sociedade 2007; 387-394

89. http://pcii.org/blog/wp-docs/WHO tipos de álcool.pdf

90. Classificação dos produtos do tabaco. Organização Mundial de Saúde.(Obtido em http://www.who.int/tobacco/en/atas4.pdf)(Acedido em 23.05.2014)

91. Grupo de Estudo da OMS sobre a Regulamentação dos Produtos do Tabaco. Nota consultiva: Waterpipe Tobacco Smoking: Health Effects, Research Needs and Recommended Actions by Regulators. Organização Mundial de Saúde, 2005. (Obtido de http://www.who.int/tobacco/global interaction/tobreg/waterpipe/en/index.html) (Acedido em 23.05.2014)

92. Gaudette LA e Richardson A. Que trabalhadores fumam? Health Reporter, 1994; 10(3) : 35-45

93. Gritz ER. The Female Smokers: Objectivos de Investigação e Intervenção. In: JW Cullen e Lr Martin, (Eds) Psychological Aspects of Cancer. Nova Iorque: Raven 1982; 39-49.

94. Ary DV e Biglan A. Longitudinal Changes in Adolescent Cigarette Smoking Behaviour and Cessation (Alterações Longitudinais no Comportamento e Cessação do Fumo de Cigarros na Adolescência). J Behav Med 1988; 15(5) : 413-422.

95. Bandura A. Social Learning Theory, Eaglewood Cliffs, Prentice Hall, 1977

96. Severson H.H. e Lichtenstein. Smoking Prevention Programmes for Adolescents:Rationale and Review. Child Health and Behaviour, Nova Iorque, Miley, 1986.

97. Benegal V.Índia: álcool e saúde pública. Addiction; 100: 1051-1056

98. Palys T. A toxicodependência segundo os modelos moral, de doença e de aprendizagem. (obtido de http://www.sfu.ca/~palys/321OralHistory-Ngo-AddictionAccordingToThreeModels.pdf)

99. Parssinen T.M, Kerner K. Development Of The Disease Model Of Drug Addiction In Britain, 1870-1926 (Desenvolvimento do modelo de doença da toxicodependência na Grã-Bretanha, 1870-1926). História da Medicina, 1980, 24: 275-296.

100. Anderson TM Sociology of Crime, Law, and Deviance, Volume 1, páginas 233-262. 1998. JAI Press Inc

101. highered.mcgraw-hill.com/sites/dl/free/.../Goode7_Sample_ch03.pdf (Acedido em 23.05.2014)

102. Wise, Roy A.; Bozarth, Michael A. A psychomotor stimulant theory of addiction. Psychological Review, Vol 94(4), outubro de 1987, 469-492)

103. Sussman S. &Ames S.L. (2001). The social psychology of drug abuse. buchingham, UK: Open University Press

104. Buchman et al. Negotiating the Relationship Between Addiction, Ethics, and Brain Science (Negociando a relação entre dependência, ética e ciência do cérebro). AJOB Neurosci. 2010 January ; 1(1): 36-45

105. Jessor R. & Jessor S. Problem behaviour and psychosocial development: Um estudo longitudinal da juventude. 1977. New York: Academic Press

106. Flay B.R., Hu F.B., Siddiqui O, Day L.E., Hedeker D., Petraitis J. et al. Differential influence of parental smoking and friends' smoking on adolescent initiation and escalation of smoking. Journal of health and social behaviour,1994; 35:248-265

107. Sussman S & Unger J.B. Uma integração teórica do "abuso de drogas": Uma especulação transdisciplinar. Substance Use and Misuse 2004;39:2055-2069

108. Saah T. The evolutionary origins and significance of drug addiction (As origens evolutivas e o significado da toxicodependência). Harm Reduction Journal 2005, **2**:8

109. http://www.unodc.org/documents/southeastasiaandpacific/Publications/2013/SEA Opium Survey 2013 web.pdf (Acedido em 25.04.2014)

110. Relatório Anual do UNODC 2009...Disponível em: http://www.unodc.org/documents/about- unodc/AR09 LORES.pdf, (Acedido em 24.04.2014)

111. Política Nacional sobre Estupefacientes e Substâncias Psicotrópicas. Disponível em http://cbn.nic.in/html/NationalPolicyEnglish.pdf (acedido em 3.05.2014)

112. Guide to Drug Abuse Epidemiology (Department of Mental Health And Substance Dependence Noncommunicable Diseases And Mental Health ClusterWorld Health Organization) Disponível http://cedoc.cies.edu.ni/general/2nd Generation%20(D)/Surveillance%20Guidelines/Substance%20use%20surveillance/IDU%20EPIGUIDE.pdf (acedido em 24.04.2013)

113. Bennett, L. A., Janca, A., Grant, B. F. & Sartorius, N. (1993) Boundaries between normal and pathological drinking: across-cultural comparison. Alcohol Health and Research World, 190-195

114. Jena R, Shukla TR, Hemraj P. Drug abuse in a rural community in Bihar: Some psychosocial correlates. Indian J Psychiatry 1996; 38:43-6.

115. Rajpoot S, Singh N.P. Drug Abuse Among Rural Youth: Um estudo em Agra. Pensamentos de Investigação Dourados 2012;1(9):1-4

116. Shukla BR. Drinks and drugs in a north Indian village-an anthropological study (Bebidas e drogas numa aldeia do norte da Índia - um estudo antropológico). Sociedade de cultura etnográfica e popular: Lucknow, Índia; 1979

117. Dube KC, Kumar A, Kumar N, Gupta SP.Prevalência e padrão de consumo de drogas entre estudantes universitários. Ata Psychiat Scand 1978; 57:336-46. Lal B, Singh G. Drug abuse in Punjab. Br J Addict 1979; 74:441.

118. Varma VK, Singh A, Singh S, Malhotra AK. Extent and pattern of alcohol use in North India [Extensão e padrão do consumo de álcool no Norte da Índia]. Indian J Psychiatry 1980; 22:331-7

119. Varma VK, Singh A, Singh S, Malhotra AK. Extent and pattern of alcohol use in North India [Extensão e padrão do consumo de álcool no Norte da Índia]. Indian J Psychiatry 1980; 22:331-7

120. Gabinete das Nações Unidas contra a Droga e o Crime, Gabinete Regional para o Sul da Ásia, 2004, National Survey on Extent, Pattern and Trends of Drug Abuse in India, Nova Deli: Gabinete das Nações Unidas contra a Droga e o Crime, Gabinete Regional para o Sul da Ásia, pp.32-33

121. Ambekar A, 2012, HIV prevention among injecting drug users and their female sex partners:Implementation gaps and barriers, Nova Deli: Gabinete das Nações Unidas contra a Droga e o Crime, Gabinete Regional para o Sul da Ásia, p.9.

122. Gabinete das Nações Unidas para a Droga e o Crime (UNODC): The North East of India: drugs and HIV: trails of tears and hope in a hidden jóias(http://www.unodc.org/southasia/en/frontpage/2009/September/drugs-and-hiv -trails-of-tears-and-hope-in-a-hidden-iewelry.htm

123. Kokiwar PR, Jogdand GR. Prevalence of substance use among male adolescents in an urban slum area of Karimnagar district, Andhra Pradesh. Indian J Public Health. 2011;55(1):42-45

124. Sarangi L, Acharya HP, Panigrahi OP. Substance Abuse Among Adolescents in Urban Slums of Sambalpur (Abuso de substâncias entre adolescentes em bairros de lata urbanos de Sambalpur). Indian J Community Med. 2008; 33(4): 265-26

125. Juyal R, Bansal R, Kishore S, Negi KS, Chandra R, Semwal J. Substance abuse among Intercollege students in District Dehradun. Indian J Community Med 2006;31:10-127

126. Baba T et al. Um estudo epidemiológico sobre o abuso de substâncias entre estudantes universitários do norte da Índia (Vale da Caxemira). Revista Internacional de Ciências Médicas e Saúde Pública 2013 .2(3)

127. Murthy P, manjunatha N, subodh B.N, chand P.K, benegal V. Indian J Psychiatry. Jan 2010; 52(Suppl1): S189-S199).

128. Saldanha A. Transe e visibilidade ao amanhecer: dinâmicas raciais na cena rave de Goa. Soc Cult Geogr 2005; 6 : 707-21

129. Saldanha A. Visão e viscosidade na cena trance psicadélica de Goa. ACME 2006; 4 : 17293.

130. Saldanha A. Transe e visibilidade ao amanhecer: dinâmicas raciais na cena rave de Goa. Soc Cult Geogr 2005; 6 : 707-21

131. Chakraborty K. Neogi R., Basu D., Club Drugs: Review of The 'Rave' With A Note of Concern for the Indian Scenario. Indian J Med Res 133, junho de 2011, pp 594-604

132. Benegal V, Bhushan K, Seshadri S, Karott M. Drug Abuse Among Street Children in Bangalore. A project in collaboration between the National Institute of Mental Health and Neurosciences, Bangalore and the Bangalore Forum for Street and Working Children1998. http://www.nimhans.kar.nic.in/cam/CAM/Drug Abuse Street Children Bangalore.pdf Assim, o problema da toxicodependência estende-se a todos os sectores da sociedade e a todas as idades.

133. Light AB, Torrance EG. Dependência de ópio: II caraterísticas físicas e aptidão física dos toxicodependentes durante a administração de morfina. Arch Int Med 1928;326-334.

134. Reece AS. Envelhecimento do cabelo na dependência de substâncias. Arch Dermatol 2007;143:116-118

135. McCarthy L, Wetzel M, Sliker JK, Eisenstein TK, Rogers TJ.Opióides, receptores de opióides e a resposta imunitária. DrugAlcohol Depend 2001;62:111-123.

136. Dris AI, van t' Hof RJ, Grieg IR, et al. Regulation of bone mass,bone loss and osteoclast activity by cannabinoid receptors. Nat Med 2005; 11:774-779

137. Seo BM, Miura M, Gronthos S, et al. Investigação de células estaminais pós-natais multipotentes do ligamento periodontal humano. Lancet 2004;364:149-155.

138. Murray PE, Garcia-Godoy F. Respostas das células estaminais na regeneração dos dentes. Stem Cells Dev 2004;13:255-262.

139. Murphy et al. Uso de Substâncias em Pacientes Vulneráveis com Lesões Orofaciais: Prevalence, Correlates, and Unmet Service Needs. J Trauma. 2009 fevereiro; 66(2): 477-484

140. Titsas A, Ferguson MM2002 Impacto do uso de opiáceos na medicina dentária. Aust Dent J, 47(2):94-8

141. Carr KD, Papadouka V. The role of multiple opioid receptors in the potentiation of reward by food restriction. Brain Res 1994;639:253-260.

142. Saini G.K, GuptaN.D, Prabhat KC: Toxicodependência e doenças periodontais. Jornal da Sociedade Indiana de Periodontologia - Vol 17, Número 5, setembro-outubro de 2013

143. Brondani M. Metadona e Saúde Oral - Uma Breve Revisão.The Journal of Dental Hygiene 2011;85(2);92-8

144. Krantz MJ, Mehler PS. Treating Opioid Depen-34.dence: Growing Implications for

Primary Care (Implicações crescentes para os cuidados primários). Arch Intern Med. 2004;164(3):277-288.

145. Carr KD, Papadouka V. The role of multiple opioid 8.receptors in the potentiating of reward by food restriction. Brain Res. 1994;639(2):253-260.

146. Bigwood CS, Coelho AJ. Methadone and Caries. Br Dent J. 1990;168(6):231

1 47.Sheedy JJ. Methadone and Caries. Relatos de casos. 24.Aust Dent J. 1996;41(6):367-369.

148. ReddyS et al. Estado Periodontal entre os Abusadores de Substâncias na População Indiana. ISRN Dentistry.volume 2012, Artigo ID 460856

149. Hosseini B, Ardehali M. Perfurações palatinas: passado e presente. Dois relatos de casos e uma revisão da literatura. Br Dent J. 2005;199:267-9.

150. Associação Dentária Americana. ADA alerta para o efeito da metanfetamina na saúde oral. Disponível em: URL: http://www.ada.org/public/media/releases/0508 release01.asp

151. Brand HS, Dun SN, Nieuw Amerongen AV.2008 Ecstasy (MDMA)and oral health. BrDent J, 204(2):77-81

152. Blanksma CJ, Brand HS (2005) Abuso de cocaína: manifestações orofaciais e implicações para o tratamento dentário. Int Dent J, 5

153. Carr KD, Papadouka V. The role of multiple opioid receptors in the potentiation of reward by food restriction. Brain Res 1994;639:253-260.

154. Murphy et al. Uso de Substâncias em Pacientes Vulneráveis com Lesões Orofaciais: Prevalence, Correlates, and Unmet Service Needs. J Trauma. 2009 fevereiro; 66(2): 477-484

155. Marijuana Use and Increased Risk of Squamous Cell Carcinoma of the Head and Neck (Consumo de Marijuana e Risco Aumentado de Carcinoma de Células Escamosas da Cabeça e Pescoço). Cancro Epidemiol Biomarcadores Prev 1999;8:1071-1078

156. Gambhit R.S, Brar P, anand S, Ranhawa A, Kakar H. Aspectos de saúde oral do consumo de canábis. Jornal Indiano de Odontologia Multidisciplinar 2012. 2 (3)

157. Khocht A, Schleifer S.J, Janal M.N, Keller S. Dental Care and Oral Disease in Alcohol Dependent Persons (Cuidados dentários e doenças orais em pessoas dependentes do álcool). J Subst Abuse Treat. 2009 September ; 37(2): 214-218. doi:10.1016/j.jsat.2008.11.009

158. Dasanayake A.P. Tooth Decay in Alcohol Abusers Compared to Alcohol and Drug Abusers. Jornal Internacional de Medicina Dentária. Volume 2010

159. Suttie et al. Dismorfismo facial no espetro alcoólico fetal. Pediatrics.2013; 131(3):e779-788

160. Brand HS, Dun SN, Nieuw Amerongen AV.2008 Ecstasy (MDMA)and oral health. BrDent J, 204(2):77-81

161. Blanksma CJ, Brand HS (2005) Abuso de cocaína: manifestações orofaciais e implicações para o tratamento dentário. Int Dent J, 55

162. Gahlinger PM. Drogas de discoteca: MDMA, Gamma-Hidroxibutirato (GHB), Rohypnol e Cetamina. Am Fam Physician 2004; 69 : 2619-26.

163. Chin MY, Kreutzer RA, Dyer JE. Envenenamento agudo por gama-hidroxibutirato na Califórnia. West J Med 1992; 156 : 380-4.4

164. Barker JC, Karsoho H. Hazardous use of Gamma hydroxybutyrate: Condução sob influência. Subst Use Misuse 2008; 43 : 1507-20

165. Tellier PP. Drogas de discoteca: será tudo Ecstasy? Pediatric Ann 2002; 31 : 550-6.

166. Instituto Nacional de Abuso de Drogas (NIDA). Boletim Comunitário de Alerta sobre Drogas do NIDA - Drogas de Clube. Disponível em: http://www.drugabuse.gov/clubalert/clubdrugalert.html, acedido em 25.04.2014.

167. Ferramenta de rastreio do abuso de substâncias CAGE. John Hopkins Healthcare http://www.hopkinsmedicine.org/iohns hopkins

healthcare/downloads/CAGE%20Substance%20Scr eening%20Tool.pdf

168. The Alcohol Use Disorders Identification Test.Guidelines for Use in Primary Care. Segunda edição Organização Mundial de Saúde. Departamento de Saúde Mental e Dependência de Substâncias. http://whqlibdoc.who.int/hq/2001/who msd msb 01.6a.pdf

169. Russell, M (1994). Novos instrumentos de avaliação do consumo de risco durante a gravidez: T-ACE, TWEAK e outros. Alcohol Health and Research World.

170. Wiengarten S, Henning J M, Adamgarave Et Al: Intervenções utilizadas em programas de gestão de doenças para doentes com doenças crónicas - Qual delas funciona? Br Med J 325:925933,2002

171. Pettinati et al. Inpatient vs outpatient treatment for substance dependence revisited Psychiatric Quarterly SUMMER 1993, Volume 64, Número 2, pp 173-182

172. *Comunidades terapêuticas* (CTs) http://www.drugabuse.gov/publications/drugfacts/treatment-approaches-drug-addiction

173. Dolezal B.A et al. Eight Weeks of Exercise Training Improves Fitness Measures in Methamphetamine-Dependent Individuals in Residential Treatment (Oito Semanas de Treino de Exercício Melhora as Medidas de Aptidão Física em Indivíduos Dependentes de Metanfetamina em Tratamento Residencial). . J Addict Med. 2013 ; 7(2): 122-128

174. Breslin FC, Zach M, McMain S. An information-processing analysis of mindfulness: implications for relapse prevention in the treatment of substance abuse. Clin Psychol Sci Prac 2002;9:275-299.

175. Marlatt GA, Chawla N. Meditation and alcohol use (Meditação e consumo de álcool). South Med J 2007;100(4):451-453. [PubMed:17458423])

176. Kabat-Zinn, J. Full catastrophe living: using the wisdom of your body and mind to face stress, pain, and illness (Viver em plena catástrofe: usar a sabedoria do corpo e da mente para enfrentar o stress, a dor e a doença). New York: Delta; 1990).

177. Kabat-Zinn J. Um programa ambulatório de medicina comportamental para doentes com dor crónica baseado na prática da meditação mindfulness: considerações teóricas e resultados preliminares. Gen Hosp Psychiatry 1982;4(1):33-47. [PubMed: 7042457]

178. Kutz I, Borysenko JZ, Benson H. Meditação e psicoterapia: uma justificação para a integração da psicoterapia dinâmica, da resposta de relaxamento e da meditação mindfulness. Am J Psychiatry 1985;142(1):1-8. [PubMed: 3881049])

179. J. N. Wu, "A short history of acupuncture," Journal of Alternative and Complementary Medicine, vol. 2, no. 1, pp. 19-21, 1996

180. Lin J.G., ChanY.Y, ChenY.H Acupunctura para o tratamento da dependência de opiáceos. Medicina Alternativa e Complementar Baseada em EvidênciasVolume 2012,

181. Stuyt E.B. Acupunctura auricular para o tratamento da toxicodependência e da perturbação borderline da personalidade: uma ajuda para encorajar a retenção do tratamento e a cessação do tabaco. Acupunct Med. 2014

182. Abuso de substâncias: Considerações para o profissional de saúde oral quando se suspeita que o cliente está a abusar de substâncias. Tennessee Dental Hygienists'Association-curso de formação contínua)

183. Klein A, SaphonnV, Ried S.Reaching out and reaching up - developing a low cost drug treatment system in Cambodia (Alcançando e subindo - desenvolvendo um sistema de tratamento de drogas de baixo custo no Camboja). Revista de Redução de Danos 2012, 9:11

184. Last J.M. (1983) A Dictionary Of Epidemiology, Oxford University Press

185. Wiengarten S, Henning J M, Adamgarave Et Al: Intervenções utilizadas em programas de gestão de doenças para doentes com doenças crónicas - Qual delas funciona? Br Med J 325:925933,2002

186. Fishbien M, Ajzen I: crença, atitude, intenção e comportamento: uma introdução à teoria e à investigação, Reading M A, 1975, Addison-Wesley Publishing Company

187. Bandura A: social leraning theory, Englewood cliffs, NJ,1997 prentice hall

188. becker MH: the health belief model and personal health behaviour, health educ monogr 2:324-473, 1974

189. Pati S. Prevenção do abuso de drogas entre adolescentes: Need For Educational Approach. (http://www.saihp.org.in/articles/adolescentdrugabuseprevention.pdf)

190. http://www.who.int/fctc/signatories parties/en/ (Acedido em 6.04.2014)

191. Soben Peter. Essentials Of Preventive And Community Dentistry.4th Ed.Arya (Medi) Publishing House

192. Agerwala e McCance-Katz. Integrating Screening, Brief Intervention, and Referral toTreatment (SBIRT) into Clinical Practice Settings: Uma breve revisão J Psychoactive Drugs. outubro de 2013.

193. Shaner JW. Cáries associadas ao abuso de metanfetaminas. J Mich DentAssoc 2002; 84(9):42-7.

194. Becker J.B., Hu M.Sex Differences in Drug Abuse. Front Neuroendocrinol. 2008; 29(1): 36-47.

195. Lofwall M.R. et al. Changing Profile of Abused Substances by Older Persons Entring Treatment. J Nerv Ment Dis. 2008 December ; 196(12): 898-905

196. Khalsa J.H. et al. Medical Consequences of Drug Abuse and Co-occurring Infections (Consequências médicas da toxicodependência e das infecções concomitantes). Subst Abus. 2008; 29(3): 5-16.

197. Greenfield et al. Abuso de substâncias em mulheres. Psychiatr Clin North Am.2010; 33(2): 339-355

198. (Maloney W . The Significance Of Illicit Drug Use To Dental Practice . Webmedcentral Dentistry, Drug Abuse 2010;1(7):WMC00455),

199. Brondani M. Metadona e Saúde Oral - Uma Breve Revisão. O Jornal de Higiene Dentária 2011;85(2);92-8

200. Ma H. et al. O mau estado de saúde oral dos antigos consumidores de heroína tratados com metadona numa cidade chinesa. Med Sci Monit, 2012; 18(4): PH51-55

201. Khocht A. Et al. Dental Care and Oral Disease in Alcohol Dependent Persons (Cuidados dentários e doenças orais em pessoas dependentes do álcool). Subst Abuse Treat. 2009 September ; 37(2): 214-218

202. Gambhir R.S et al. Aspectos de saúde oral do consumo de canábis. Jornal Indiano de Odontologia Multidisciplinar, Vol. 2, Edição 3, maio-julho: 507-511

203. Brown et al.Dental Disease Prevalence among Methamphetamine and Polydrug Users in an Urban Setting: Um Estudo Piloto. J Am Dent Assoc. 2012 setembro ; 143(9): 992-1001.

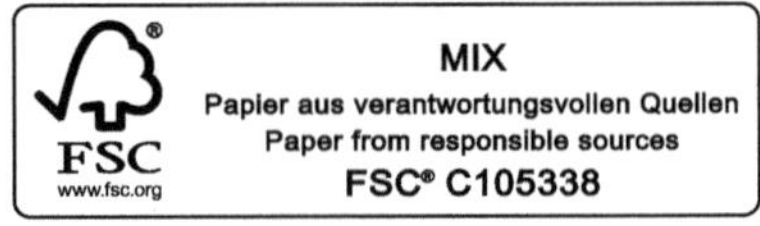

Printed by Books on Demand GmbH, Norderstedt / Germany